肺炎がいやなら、のどを鍛《きた》えなさい

気管食道科 専門医 西山耕一郎

飛鳥新社

はじめに

突然ですが、みなさんに質問です。

みなさんは、健康長寿を実現するために、もっとも衰えさせてはいけない体の機能は何だと思いますか？

足腰の筋肉？　たしかにそれも重要ですね。筋肉が衰えて歩行がままならなくなれば、寝たきりになる可能性が大きく高まります。

血管の健康？　もちろんこれも重要です。高血圧や高血糖で血管の機能が衰えれば、脳や心臓が重大な病気に見舞われるリスクが高まります。

しかしみなさん、じつは、筋肉よりも血管よりも、「決して衰えさせてしまってはいけない機能」があるのです。

それは、**食べ物を飲み込む力**。すなわち**嚥下《えんげ》機能**です。

人間は、食べ物を食べてエネルギーを取り込まなければ生きていくことができません。「食べる＝エネルギーを取り込む」という行為は、生き物が生命活動を営むうえでのいちばんのベースとなる行動であり、わたしたちは、日々その行動をごく「当たり前のこと」として行っています。

しかし、飲み込む力が衰えると、その「当たり前のこと」が当たり前にできなくなってしまうのです。

ご存じの方も多いと思いますが、飲み込む力が衰えてくると、しばしば「**誤嚥《ごえん》**」が起こるようになります。「嚥《えん》」という漢字は「飲み込む」を表していますので、誤嚥というのは文字通り「誤《あやま》って飲み込む」という意味です。食べた物が食道ではなく、気管や肺のほうに入ってしまうわけですね。すると、気管や肺に入った食べた物により炎症が起こり、「**誤嚥性肺炎**《ごえんせいはいえん》」が発生することになります。

そして、この誤嚥性肺炎が〝**命取り**〟となるのです。

じつはいま、**肺炎は日本人の死亡原因の第3位**[*]となっています。

日本人の死亡原因は、かつては50年にわたり「1位 がん、2位 心臓疾患《しっかん》（主に心《しん》筋梗塞《きんこうそく》）、3位 脳血管性疾患（主に脳卒中《のうそっちゅう》）」が不動のトップ3でした。

ところが2011年、**肺炎**による死亡者数が脳血管性疾患を追い抜いて、第3位に。その座をキープしたまま現在に至り、肺炎で亡くなる人の増加が社会問題化し始めています。

みなさん、どうして肺炎死者数がこんなに増えているのかおわかりでしょうか？

これは、**誤嚥性肺炎**で命を落とす高齢者が多くなったせいなのです。つまり、飲み込む力を衰えさせてしまったために誤嚥を起こし、肺炎をこじらせて亡くなっていくケースが非常に増えているわけです。

だから、死なないようにするには、飲み込む力を衰えさせてしまってはダメ。とくに70代以上の高齢者の場合は、**飲み込む力をどれだけキープできるかが、寿命を決定づけるカギ**になると言ってもいいでしょう。

しかも、これは決して高齢者だけの問題ではありません。

じつは、飲み込む力は、40代、50代あたりから徐々に低下しています。実際に、30代から誤嚥がはじまっているという報告もあります。嚥下機能は、高齢になってから急に衰えるわけではないのです。

たとえば、みなさんは次のようなちょっとした変化に、心当たりはありませんか？

「最近、食事中によくムセるようになった」
「食後、ガラガラ声になることがある」
「薬やサプリメントなど、大きな錠剤を飲み込みづらくなった」
「ときどき、自分の唾液で咳込《せきこ》むことがある」
「痰《たん》がからまるようになった」
「以前よりも食事に時間がかかるようになった」

もし、少しでも心当たりがあるならば、飲み込む力が衰えてきている証拠かもしれません。

そもそも、「食べ物を飲み込む」という行為は、わずか**0・8秒**という一瞬のうちに行われています。詳しくは第2章で述べますが、その0・8秒間で「喉頭《こうとう》を上げる」「気管の入り口を閉じる」「食道を開く」「食べ物を食道へ送り込む」という**絶妙な連携プレー**が成立しているのです。この〝超絶ワザ〟のような連携プレーは、ほんのちょっとでもタイミングがズレるとうまくいきません。ひとつのプレーがわずかでも遅れれば、食べ物が気管へ入ってムセたり咳《せき》込んだりすることにつながってしまいます。そして、そういうちょっとしたタイミングのズレや反応の遅れは、わりと40代、50代あたりから起こっていることなのです。つまり、そういう「小さなズレ」や「反応の遅れ」が時が経つうちに少しずつ大きくなり、高齢になるとともに徐々に飲み込みに支障が出るようになって、嚥下障害へと発展していくわけです。

でも、ご心配には及びません。

あまり知られていないのですが、**飲み込む力は鍛えることができます。**

筋トレをすれば筋力がついてくるのと同じように、セルフ・トレーニングをすることによって嚥下機能を高めていくことができるのです。そして、こうしたトレーニングで飲み込む力をキープしていけば、高齢になっても誤嚥をすることなく、末永く人生をまっとうしていくことが可能となるのです。

ちなみに私は、これまで耳鼻咽喉科の医師として、耳・鼻・のどから、気管・食道・全身の管理まで、約30年にわたって診療を続けてまいりました。
そして、**嚥下の専門医としては、およそ1万人の「嚥下障害」の患者さんを診てきました。**診察した患者さんの数の多さでいえば、私と同じくらい嚥下治療に携わってきた人は、そうは多くないと思います。

嚥下のトラブルを抱えて私のクリニックを訪ねてくる患者さんは、だいたい70代、80代のお年寄りが中心です。なかには、飲み込む力をかなり低下させてしまい、食べられなくなる寸前まで来てしまっているような方もいらっしゃいます。もちろん、そういう方々もちゃんと手順を踏んで治療をし、飲み込むためのトレーニングをしていけば、嚥下力を回復できることもあります。ちゃんと飲み込めるようになると、以前とは見違えるように元気になり、「**治療やトレーニングをしたおかげで寿命が延びた人**」も多数いらっしゃいます。

なお、これは決してめずらしいことではないのです。

たとえば、高橋さん（仮名）という女性のケース。

彼女は「ある時から、**水が飲みにくく**なってきたんです。それを数カ月放置していたら、水を飲むだけでムセるようになり、処方された**錠剤**も飲めなくなりました。このままではいずれ食べられなくなってしまうのでは……」と危機感を覚えて、私のところへ受診にきました。

じつは彼女、私の病院へ来る前に、すでに数カ所の病院で診てもらっていたようですが、原因がまったくわからずじまいだったとか。民間療法をいろいろと試しても効果は出ず、とのことでした。

そこで、当院できちんと検査した後に、嚥下の訓練や食事内容の見直しも行った結果、わずか一カ月後には、水を飲んでもムセなくなり、錠剤もすいすい飲めるようになったのです。最初はふさぎ込んでいた高橋さんが、みるみる元気になって気持ちまで明るくなったのは言うまでもありません。

このケースのように患者さんが回復するのはもちろん嬉しいことです。ただ、正直に言うと、日々多くの患者さんと接していると「もっと早く飲み込み力《りょく》を鍛えるトレーニングを始めていれば、ここまで衰えることはなかったし、もっと長生きをすることができたのに……」と思うことも多いのです。いまの日本では、「飲み込み力は若いうちから衰える」ということを知っている人はほとんどいませんし、「飲み込み力はトレーニングをすれば鍛えられる」ということを知っている人もあまりいません。知らないために、とても多くの方がみすみす飲み込む力を低下させてしまっているという状況なのです。

それで私は、日々嚥下障害の患者さんに接するうちに、いつしか〝飲み込み力をつける大切さを、たくさんの人に知ってもらえるような一般向けの本を書いてみたい〟と思うようになりました。そして、その積年の思いをようやく結実できたのが本書であるというわけです。

だから、みなさんもぜひいまのうちから「飲み込み力」をアップさせていくようにしてください。

みなさんが10年後、20年後、数十年後に健康を維持できているかどうかは、いま、「飲み込み力」をどれだけつけられるかにかかっているのです。きっと、しっかり「飲み込み力」をつけていけば、たとえ80歳、90歳、100歳になっても、おいしいものをおいしく食べていくことができるでしょう。

「飲み込み力」は、これからのみなさんの人生と寿命を大きく左右するカギです。

みなさん、食事のたびにムセたり咳込んだりするのを放っておいてはいけません。

人は食べられてこそ、飲み込めてこそ、長く、幸せに生きられるもの。さあ、「**飲み込み力」をつけて、元気に長生きをしていくようにしましょう。**そして、自分の力で幸せな老後をつかみとっていこうではありませんか。

＊単行本刊行時（2017年6月）の最新データ

はじめに …… 2

第1章

「最近、よくムセる」は老化のサインだった！

「ムセる」という〝老化サイン〟に気づくかどうかが長生きのカギ!? …… 22
「ムセる」「咳込む」は、のどを守っている防衛反応でもある …… 25
高齢者の肺炎の70％以上に誤嚥が関係していた！ …… 30
カギを握るのは「のど仏を上下させる筋肉」だった！ …… 33
お尻が垂れてくるのと同じようにのど仏の位置が下がってくる!? …… 39
のど仏は40代から下がり始めていた！でも、トレーニングをすれば衰えを食い止められる …… 42

第2章

「のど」を鍛えれば、寿命は10年のびる！

あなたの「飲み込み力」も低下してる？ チェックテストにトライ！ …… 49
早いうちに飲み込み力をつけて「ピンピンコロリ」を実現する …… 53
人間が生きていくには「のどの健康」が絶対に欠かせない …… 58
〝奇跡のような連携プレー〟で成り立っている嚥下運動 …… 60
飲み込むときに「意識するかどうか」でけっこう大きな差がつくもの …… 66
肺炎にならないために、患者と医師が気をつけるべきこと …… 69
知ってました？ 「飲んだ後は、息を吐く」のが基本です …… 73

「しっかり声を出す人」は飲み込み力も高い …… 78
「声がかすれる人」は誤嚥に近づいている …… 84
飲み込み力をキープする意外な方法はウォーキングなどの全身運動にある …… 90
飲み込み力を鍛えれば、寿命は10年延びる！ …… 90

第3章 飲み込み力がアップする8つの「のど体操」

8つのメニューから3つ選んでトレーニングをスタートしよう …… 96

のどの筋トレ

メニュー1 ごっくんトレーニング …… 102

飲み込み力をつけるための基礎運動

①「嚥下おでこ体操」を行う ②「あご持ち上げ体操」を行う ③「のどE体操」を行う
④「シンク・スワロー」でカラ嚥下を行う ⑤深呼吸をする
⑥首を左右に倒す ⑦首を大きく回す ⑧「舌出し体操」を行う
⑨「腕上げ胸張り体操」を行う ⑩深呼吸を行う

メニュー2 シャキア・トレーニング ……… 115
のどの筋肉を強化するいちばんシンプルな運動

呼吸トレ

メニュー3 ペットボトル体操 ……… 118
ふくらませたりしぼませたりして肺活量アップ

メニュー4 風船ふくらまし&吹き戻し ……… 120
軽くふくらませられる肺活量を維持しておこう

メニュー5 吹き矢 ……… 123
楽しみながら呼吸機能をトレーニングしよう

メニュー6 口すぼめ呼吸 ……… 126
いつでもどこでもできる呼吸トレ

発声トレ

メニュー7 ハイトーンボイス・カラオケ ……… 129
歌好きには一石二鳥の「のど運動」

メニュー8 のど仏スクワット ……… 134
のどの上下運動がはっきりわかる発声法

一石二鳥の〝のどエクササイズ〟
「スポーツボイス」にチャレンジしよう！ …… 137

第4章

誤嚥を防ぐ「食べる」ルール 九か条

食べることは「毒」にも「薬」にもなる …… 140
第一条――「ながら食い」は厳禁
できるだけ食事に集中すべし …… 142
第二条――激辛好き、お酒好きは、ほどほどに
大好きな食べ物こそ注意が必要 …… 144
第三条――「まずは汁物から」が、じつは危ない
ムセにくい食事の代表は「中華料理」 …… 146
第四条――ムセやすく、のどに詰まりやすい
6つのキーワードを覚えよう …… 148
第五条――一度に「大口」で食べず30分以内で食べ切ること …… 152

第六条――「よく噛めばムセない」は、間違い
適度に噛んだところで飲み込むべし……154
第七条――もちろん、早食いもダメ
誤嚥や窒息のリスクを高めるだけ……158
第八条――「上を向いて食べる」のは危険！
ムセにくいのは「軽くおじぎ」する姿勢……160
第九条――「小骨が刺さった」は、いますぐ病院へ！
「背中を叩く」「水を飲ませる」もNG……164

第5章

「のど」の大問題・小問題 お悩み解決Q&A

「のどの問題」は、「歯の問題」と同じくらい重要です……168
Q1〜痰が絡まりやすいのは、のどが弱いからですか？……170
Q2〜冷たい空気を吸うと咳込みます。どうしてなのでしょう？……172

Q3 タバコを吸うと、のどが痛くなるのはどうして？……174
Q4 逆流性食道炎でも誤嚥をする可能性があるのでしょうか？……176
Q5 逆流性食道炎による誤嚥を防ぐには、どうすればいい？……178
Q6 長い時間をかけて少しずつ誤嚥している可能性もあるのでしょうか？……180
Q7 男と女ではのどの衰え方に差があるのでしょうか？……182
Q8 のどをいたわるには、普段からマスクをしたほうがいい？……184
Q9 のどが痛いと、いつも「のど飴」に頼っているのですが……186
Q10 うがい薬は使ったほうがいいの？……187
Q11 しゃっくりが止まらない……のどの異常と関係が？……188
Q12 のどの健康のためには、加湿器は必須ですか？……189
Q13 いびきをかく人は、のどに問題があるのでしょうか？……190
Q14 睡眠時無呼吸症候群にも、のどの不調が影響しているのですか？……191
Q15 誤嚥トラブルを防ぐには、いつも口の中を清潔にしておくべきですか？……192
Q16 お年寄りがムセたときやのどを詰まらせたときの応急処置は？……194

第6章

人間は「のど」から衰え、「のど」からよみがえる!

「食べるよろこび」は、人の人生に幸せをもたらしてくれる …… 200
口から食べられなくなってしまったら、いったいどうする? …… 202
食べ物がのどを通ると、脳も体も人間らしい輝きを取り戻す …… 208
「当たり前のこと」を当たり前にできることがいちばん大事 …… 211
私が嚥下障害を専門分野のひとつに決めた「ある理由」 …… 215
「飲み込み力」をつけて
食べて、生きて、いつまでも幸せな人生を送ろう …… 220

おわりに …… 226
文庫本化にあたり …… 230

第1章

「最近、よくムセる」は老化のサインだった！

「ムセる」という〝老化サイン〟に気づくかどうかが長生きのカギ！？

人間は「のど」から衰える生き物である――私はそう思っています。

わたしたちは基本的に、食べ物がのどを通らなくなったなら、食べる楽しみがなくなり、ヒトとして生きるのが難しくなります。

食べ物が入ってきたときに、のどの筋肉を瞬時に動かして、ちゃんと〝ごっくん〟と飲み込むことができるかどうか。わたしたちがどれだけ長く生きられるかは、この〝ごっくん機能〟をどれだけ長くキープできるかにかかっていると言っても過言ではないのです。

冒頭の「はじめに」でも述べたように、飲み込む力は40代、50代あたりから少しずつ衰えていますし、30代の誤嚥《ごえん》も報告されています。のどを動かす筋肉が衰え、のどを動かす反射神経が鈍り、ごっくんと飲み込むタイミングに次第に微妙なズレが生じるようになるのです。

そして、こうした**「ごっくん時のタイミングのズレ」**によって引き起こされるのが**「ムセ」**や**「咳込《せきこ》み」**です。食事中、食べ物や飲み物が**食道《しょくどう》ではなく気管《きかん》のほうに入って**しまいそうになり、瞬間的に危険を察知した体が反射的に咳込んで、入りかけた内容物を戻そうとしているわけですね。

みなさんは、〝そういえば、最近、食事中にムセることが多くなったな〟と感じてはいませんか？　もし心当たりがあるならば、それは、のどの力が衰えて「飲み込み力」が低下してきたという証拠。**「ムセ」は、のどの老化のもっともわかりやすいサインなのです。**

たぶん、40代、50代くらいの年齢の人であれば、ムセやすくなったのを〝老化サイン〟だと自覚している人はほとんどいないでしょう。これくらいの年齢なら、〝自分はまだまだ若い〟と思っているでしょうし、ムセたり咳込んだりしてもそんなに気にすることはないはずです。

しかし、このサインを無視し続けていると、5年、10年、20年と経ち、知らず知らずのうちに「飲み込み力」が落ちて、誤嚥《ごえん》をしやすくなってしまうのです。すなわち、自分でも気づかないうちに、のどの機能がじわじわと老化してしまうわけですね。

さらに、のどの機能が低下した状態で頻繁に誤嚥を起こすようになると、もうただごとではすみません。食べ物が気管や肺に入るのは生命維持に関わる重大事。窒息や誤嚥性肺炎により、**命を失うリスクがぐっと高まる**ことになります。

だからわたしたちは、のどの老化にもっと早く気づいて、機能を落とさないようにしていかなくてはならないのです。

「ムセ」「咳込み」などのサインが出てきたときに、しかるべき対処をするか、それとも何もせず放ってしまうか。おそらく、その分かれ道でどっちの道を進むかは、**み**

なさんの寿命を大きく左右することになるでしょう。

早死にをしたくないならば、ムセやすいのを放っていてはいけません。ぜひみなさん、なるべく若いうちから「のどの老化を防ぐ道」を進んでいくようにしてください。そして、どんなに歳をとってもスムーズに飲み込むことができる「のどの力」をつけていくようにしましょう。

「ムセる」「咳込む」は、のどを守っている防衛反応でもある

ここで、誤嚥について述べておくことにしましょう。

みなさんご存じのように、誤嚥とは、飲食物や唾液が気管や肺に入ってしまうことを指します。

のど（喉頭《こうとう》）は、喉頭蓋《こうとうがい》という〝**のどのフタ**〟を分岐点として食道と気管というふ

たつの道に分かれています。当然、食べ物や飲み物は**食道**へ、空気は**気管**へと入っていくわけですが、のどの機能が落ちてくると、本来食道に入るべき飲食物が誤って「別の入り口（気管）」へ入っていってしまうわけです。

きっとみなさんも、急いで食べていた時などに口に入れたものが気管に入りそうになり、ムセたり咳込んだりした経験がおありでしょう。

もっとも、飲食物が〝気管へ入りかけた〟だけでは誤嚥とは呼ばれません。食べ物が気管方向へ入ったとしても、それが入り口近くの声帯より上にとどまっている場合は「喉頭流入《こうとうりゅうにゅう》（喉頭侵入《しんにゅう》）」と呼ばれています。

この喉頭流入の段階では、勢いよくムセたり咳込んだりすれば内容物が戻ることがほとんどであり、大きなトラブルにつながることはありません。ただし、先ほど述べたように、しょっちゅう喉頭流入があってムセているようなら、それは**のどの機能が老化しているサイン**。こうしたサインを無視して放っていれば、いずれ誤嚥を起こすようになっていきます。

のどの構造と仕組み

平時は「食道」の入り口が閉じていて、「声帯」と「気管」が開いている。飲み込むときは、反対に声帯が閉ざされて、食道への入り口が開く仕組みになっている。

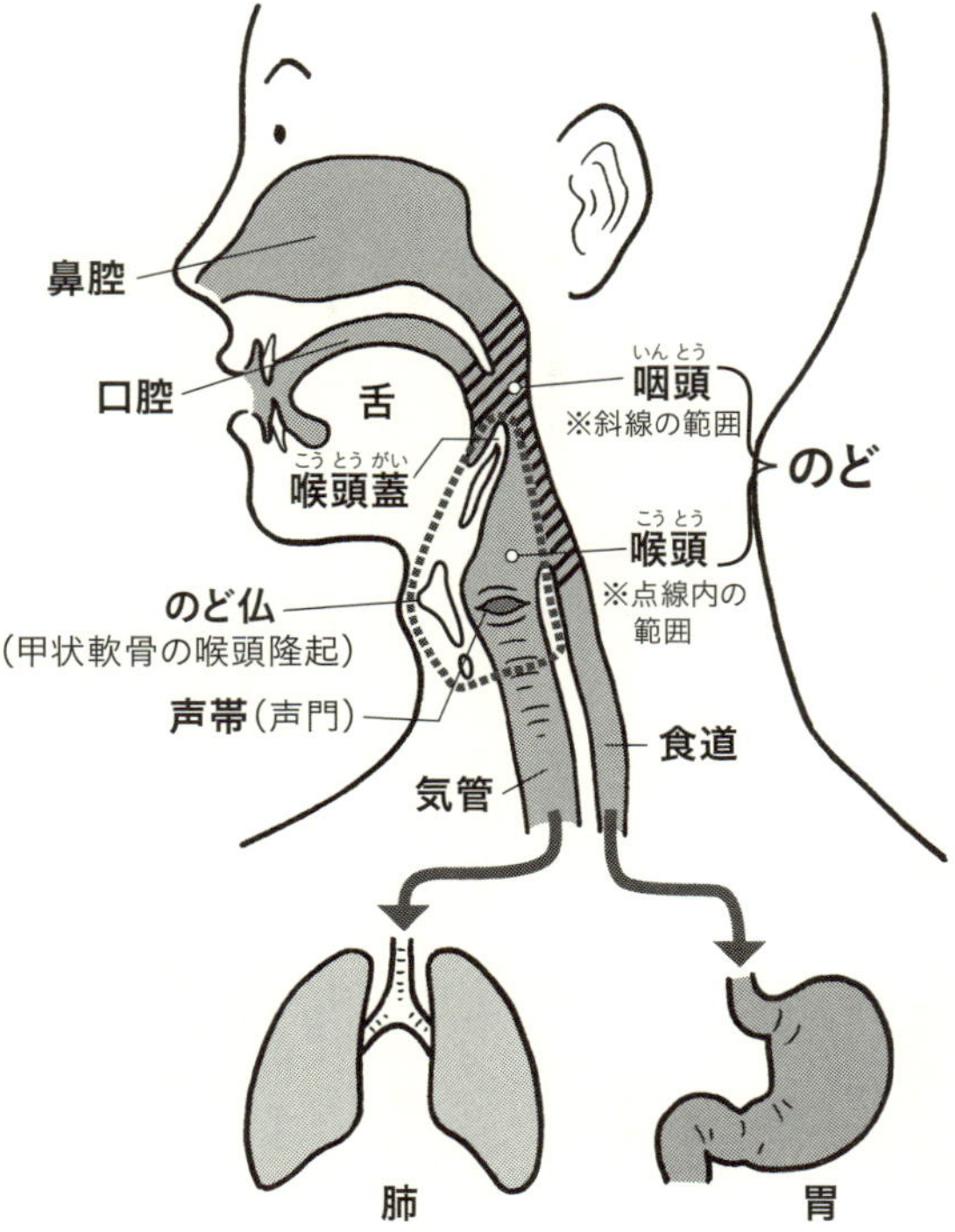
鼻腔
口腔
舌
咽頭《いんとう》
※斜線の範囲
のど
喉頭蓋《こうとうがい》
喉頭《こうとう》
※点線内の範囲
のど仏
(甲状軟骨の喉頭隆起)
声帯(声門)
食道
気管
肺
胃

飲食物が気管方向へ侵入しても「声帯」よりも上に留まっている場合は、喉頭流入と呼ぶ。声帯よりも奥の「気管」に入り込んだ場合に、誤嚥と呼ぶ。声帯は自動ドアのように左右から開閉する。

ですから、喉頭流入がよくあるなら、〝いつ誤嚥をしてもおかしくない危険な状態にきている〟と思ってください。とりわけしょっちゅうムセている人は、〝自分はもう誤嚥予備軍だ〟と考えて、飲み込み力のキープに努めるべきでしょう。

そして、気管方向へ侵入した食べ物や飲み物が、声帯よりも奥へ入ってしまうと「誤嚥」と呼びます。

誤嚥というと、年寄りの専売特許トラブルのように思っている人もいますが、**若い人でも誤嚥をすることはあります**。ただ、若い人の場合は、激しく咳込むことによって侵入物を戻せることが少なくありません。「ムセ」や「咳」は、気道を守り、体を守るための防衛反応のようなもの。たとえ、誤嚥をして気管や肺に飲食物が入ってしまったとしても、ムセたり咳込んだりして侵入したものを出すことができれば、まったく問題はないのです。

それに、誤嚥により気管や肺への侵入を許してしまったとしても、必ず誤嚥性肺炎になるとは限りません。肺炎になるかどうかは、誤嚥物の量やその人の体の抵抗力によって決まってくるものです。誤嚥したものが少量なら肺炎にならないこともありますし、年齢が若い人や免疫力が高い人の場合は、誤嚥をしても肺炎にならないことがほとんどです。

しかし、高齢だったり、体力が弱っていたり、病気やケガ、手術後などで免疫力が落ちていたりすると、誤嚥物が気管や肺において異物反応を起こし、炎症が発生するようになります。すなわち、その炎症が悪化して、誤嚥性肺炎が引き起こされるわけです。

さらに、ここで注意しておかなくてはならないのが、**ムセたり咳込んだりしない誤嚥もあるという点**。高齢者や免疫力が落ちている人の場合、誤嚥をしてもムセや咳などが見られないケースもあるのです。こういった方々はのどの知覚が低下しているため、誤って侵入してきた飲食物を押し戻そうとする「**咳反射**《せきはんしゃ》」が起こらないことも……。

また慢性的に誤嚥を繰り返していると、ムセることが無くなるとされ、こうした

「ムセや咳のない誤嚥」は、誤嚥全体の30〜70%を占めるとも言われています。ムセや咳がないと、誤嚥しているかどうかもわかりません。このため、高齢の方や免疫力が低下している方のなかには、**知らず知らずのうちに誤嚥をして肺炎を発症する人も、かなりの数に上ります。**また、その肺炎をこじらせてしまえば、いつの間にか亡くなってしまうような事態にもなりかねません。

だからこそわたしたちは、若いうちから「ムセる」「咳込む」といった〝のどの老化サイン〟にしっかり注目をし、飲み込むためののどの機能を衰えさせないようにしていかなくてはならないわけです。

高齢者の肺炎の70%以上に誤嚥が関係していた!

先にも述べましたが、肺炎は日本人の死亡原因の第3位です。

1位ががん、2位が心臓疾患、3位が肺炎。以前は脳卒中などの脳血管性疾患が3位だったのですが、近年肺炎死亡者がじわじわと増え続けていて、2011年に脳血管性疾患を追い抜いたまま、現在に至っています。

なお、肺炎で死亡する人のほとんどが75歳以上の高齢者。そして、じつはこうした高齢者の肺炎の**70％以上に誤嚥が関係している**とされているのです。ですから、「このところ、肺炎死亡者数が増え続けているのは、誤嚥性肺炎が増えたためだ」と言っても間違いではないでしょう。

いったいどうして、こんなに誤嚥性肺炎で亡くなる人が増えたのか。みなさん、もうおわかりですね。いちばんの理由は、日本人の寿命が延びたことにあります。

2015年の平均寿命は、女性が約88歳、男性が約81歳。

1960年の平均寿命は、女性が約70歳、男性が約65歳ですから、いかに長寿社会になったかが、おわかりいただけるでしょう。

要するに、寿命が短かった昔の人は、たいてい飲み込み力が低下する前に死んでしまっていたのです。だから昔は「嚥下機能維持の大切さ」なんて、ほとんど問題になることはなかった。ところが、近年、80代、90代まで生きる人が多くなって、飲み込み力を低下させる人が増え、誤嚥によって誤嚥性肺炎を起こす人が増えてきたのです。

ちなみに、肺炎が死亡原因の第3位になった2011年度には、「**誤嚥による窒息事故**」の年間死者数（4816人／厚生労働省発表）が、同年の「**交通事故**」による年間死者数（4611人／警察庁発表）を超えました。日本全体が高齢化したことで、おもちなどの誤嚥による事故が増えているのは疑うべくもありません。

おそらく、日本人の平均寿命は、今後もしばらくは延びていくでしょう。近い将来、90代くらいまで生きるのが当たり前のような時代が来るかもしれません。また、そうなれば、誤嚥性肺炎で亡くなる人はこれからも増え続け、今後この問題がますますクローズアップされていくことでしょう。

私は、飲み込み力の低下は、**これからの高齢化社会においては誰にとっても関係してくる問題**だと捉えています。

たとえば、いま、50代、60代の人のなかには、自分の親の介護でこの問題と向き合っている方もいらっしゃることでしょう。さらには、あと20年か30年も生きれば、今度は誤嚥や誤嚥性肺炎が「自分の問題」として降りかかってくるわけです。

だから、誰も〝自分にはカンケイない〟なんて顔はしていられません。これからは、他人事《ひとごと》ではなく自分の問題として、のどの老化を防いでいく時代なのです。

カギを握るのは「のど仏を上下させる筋肉」だった！

ところで、飲み込み力が落ちてくると「見た目」にも明らかなサインが現われることをみなさんはご存じでしたか？

じつは、**「のど仏」の位置が下がってくるのです。**

お年寄りにはのど仏の位置がだいぶ下に来ている人が多いものですよね。あれは、もともと下がっていたわけではありません。若い頃はかなり上のほうにあったのが、歳を重ね、のどの力が衰えるとともに少しずつ下がっていき、ああいう位置になってしまったのです。のど仏が首の真ん中より下がっていたら、注意が必要です。

ちなみに「のど仏」は正式には「甲状軟骨《こうじょうなんこつ》の喉頭隆起《こうとうりゅうき》」と言い、男性のように出っ張った突起部分こそありませんが、**女性にもちゃんと備わっています。**

どうして、のど仏が下がってくるのか。それは、**のど仏を吊《つ》り下げている筋肉や腱《けん》が衰えてくる**からなのです。

ここは大事なところですので、少しくわしく説明しておくことにしましょう。

みなさんは、ごっくんと食べ物を飲み込むときに、**のど仏（喉頭）**が上下するのを感じますよね。試しに一度、唾液をごっくんと飲み込んで確かめてみてください。

この動きは、**喉頭挙上筋群《こうとうきょじょうきんぐん》**と呼ばれる筋肉が**のど仏（喉頭）**を引っ張り上げたり下ろしたりすることで成立しています。

そもそも、のどにおいて「空気」と「食べ物」を仕分けする役割を担っているのが「喉頭《こうとう》」という場所であり、その喉頭の前に位置するのが「のど仏」です。気管と食道の分岐点には喉頭蓋《こうとうがい》という〝のどのフタ〟があるのですが、この〝フタ〟は、呼吸をしたり声を出したりしているときは開いて、食べ物を飲み込むときには瞬時に〝フタ〟を倒れ込ませて気管の入り口を塞ぎます。そうすることによって、食べ物が気管に入らないようにしているわけですね。

また、この〝のどのフタ〟を塞ぐ際、**喉頭**は全体に**前上方へ**せり上がります。食べ物を飲み込むと同時にぐっと上へ移動して〝フタ〟を閉めるという動きをしているのです。そして、このときに喉頭を引っ張り上げているのが、のど仏の筋肉である喉頭挙上筋群というわけ。食べ物をごっくんと飲み込むたびに、のど仏の筋肉が〝よっこらせ〟と喉頭を引っ張り上げて〝フタ〟で気管を塞いでいるのです（次頁参照）。

ところが、歳をとると、こののど仏の筋肉が少しずつ衰えてくるのです。すると、喉頭を上げる力も下がってくるし、喉頭の位置も全体に下がってきます。また、筋肉の支える力が落ちてくると、外から見ても、のど仏の位置が下に来ているのがわかる

普段ののど内部(呼吸時)

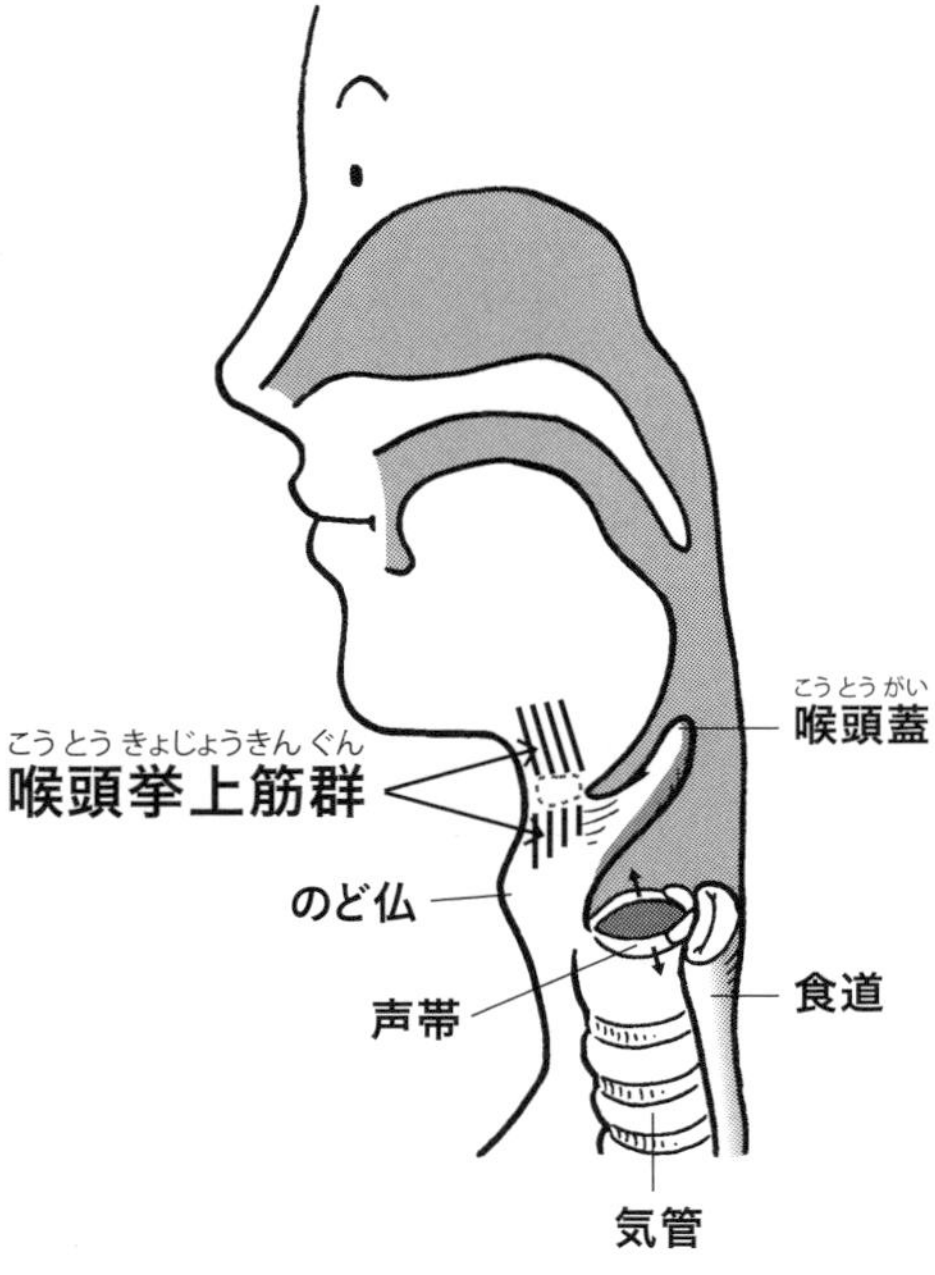

食道の入り口は閉じられており、鼻腔から気管へと空気の通り道ができている

「飲み込み（嚥下時）」の筋肉の動き

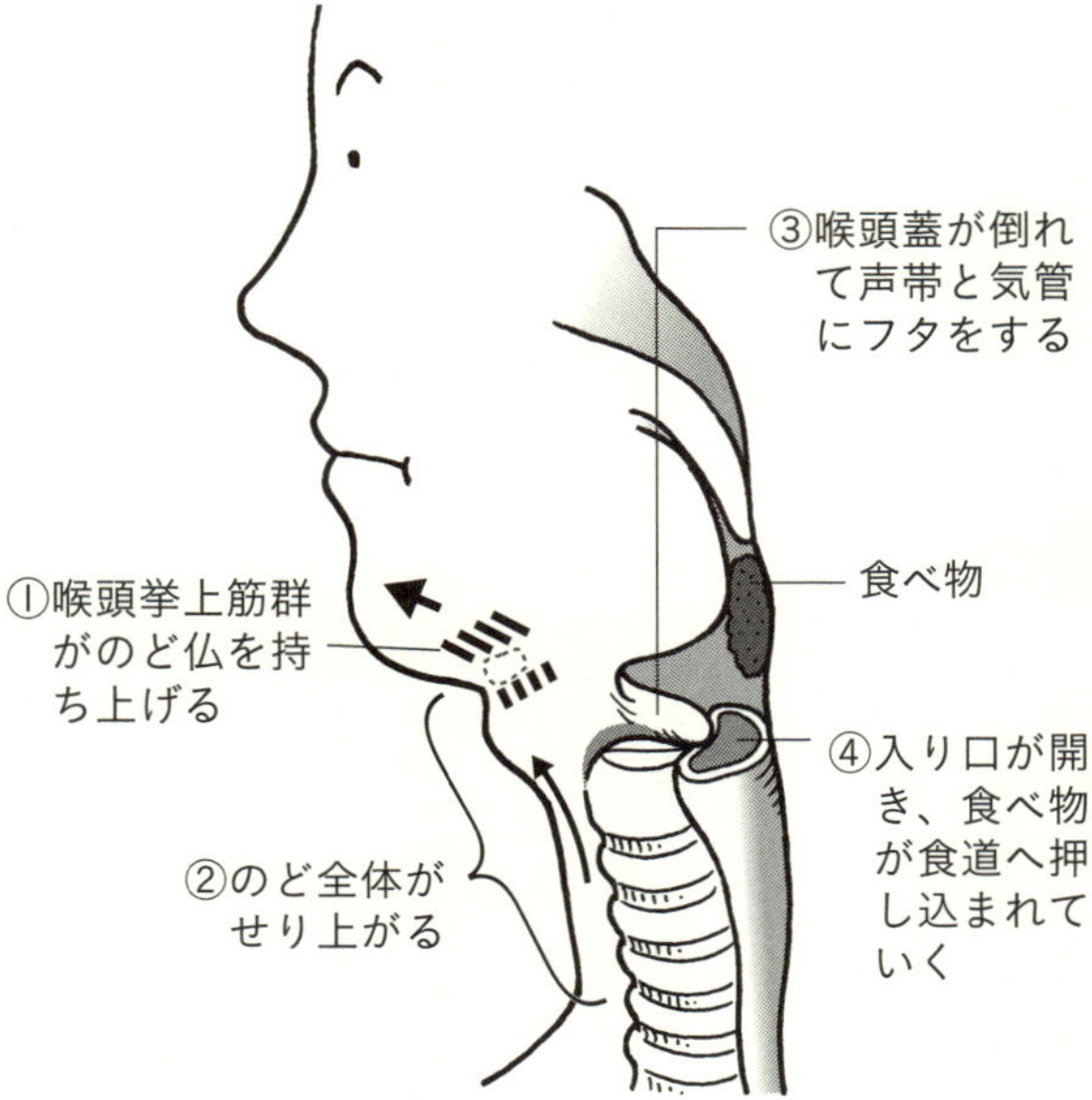
③喉頭蓋が倒れて声帯と気管にフタをする
食べ物
①喉頭挙上筋群がのど仏を持ち上げる
④入り口が開き、食べ物が食道へ押し込まれていく
②のど全体がせり上がる

※さらに詳しい「のどの奇跡的な連携プレー」については、63ページを参照

ようになります。そして、そのように喉頭の位置が下がってきてしまうと、〝のどのフタ〟が閉まりにくくなり、誤嚥が起きやすくなるのです。

〝フタ〟がうまく閉まらなくなると、〝フタ〟のところにできた隙間から、飲食物が気管へ侵入してしまうようになり、誤嚥が発生することになるわけです。

みなさん、おわかりいただけたでしょうか。

要するに、誤嚥というトラブルは、**「のど仏周りの筋肉の衰えによって起こる」**ものなのです。

もちろん、「反射の衰え」や「喉頭の知覚の低下」など、誤嚥を招く要因は他にもいろいろあるのですが、そのなかでも「のど仏の筋肉の衰え」は、もっとも誤嚥を進ませやすい要因だと言って差し支えありません。

逆に言えば、のどの機能を低下させないためには、「のど仏を上下させる筋肉」を衰えさせないことがカギ。すなわち、のどの筋力をキープして「のど仏をスムーズに上下させる機能」「〝フタ〟の開け閉めをスムーズに行う機能」をいかにキープしていくかが、わたしたちの嚥下機能を守る重要なカギとなるわけです。

お尻が垂れてくるのと同じように のど仏の位置が下がってくる!?

わたしたちの筋肉は、中年以降、年々少しずつ減少しています。体を動かしている骨格筋の場合、**30代以降、年1％の割合で量が減っている**とされています。年1％だと、10年で10％、20年で20％ですから、高齢になる頃には相当量の筋肉が落ちてしまうことになりますね。あまりに筋肉が落ちてしまうと、**サルコペニア（筋肉減少症）**となって、歩いたり立ったりするのにさえ支障をきたすようになっていきます。

ただ、内臓を動かしている平滑筋《へいかつきん》の場合は、骨格筋よりはだいぶ減少するのが遅いとされています。とくに、内臓の筋肉は衰えにくい傾向があり、嚥下機能をつかさどる喉頭挙上筋群（のど仏の筋肉）も、他の筋肉に比べればかなり衰えにくいはずなのです。実際、戦争や飢饉《ききん》などで歩けないほどに筋肉がやせ細ってしまったとしても、食べたり飲み込んだりする筋肉機能はわりと衰えないものですから。

しかし、それでもまったく衰えないわけではないのです。

先ほど申し上げたように、加齢とともにのど仏の位置が下がってくるのは、喉頭挙上筋群の筋力低下によるものです。そして、この筋肉が衰えてくると、嚥下機能にトラブルが起きやすくなり、時として命を失う事態に発展してしまいます。

それに、喉頭挙上筋群の衰えとともにのど仏の位置が下がってくるのには、他にも「下がりやすい理由」があるのです。

わたしたちの喉頭（のど）は、**アゴから「宙吊《ちゅうづ》り」されているような構造**になっていて、それを喉頭挙上筋群の筋肉や腱《けん》が支えています。この不安定な宙吊り構造のために、喉頭を支える筋肉がわずかでも衰えてくると、「引力」に負けて下がってきてしまいやすいのです。

直立二足歩行をする人間は、歳をとって筋肉が落ちてくるとさまざまな部位が引力に負けて垂れたり下がったりしてくるもの。頬《ほお》やあご、二の腕などの余分な脂肪がだらんと垂れてくるのも、それらを支えている筋肉（抗重力筋《こうじゅうりょくきん》と言います）が落ちてだんだん引力に逆らいきれなくなってくるためです。また、女性に限らず、男性でも**高齢になるとお尻が垂れてくる**ものですが、それもヒップを支えている抗重力筋の衰えが大きな原因となっています。

つまり、のど仏の位置が下がってくるのも、これと同じなのです。「お尻が垂れてくるのも、喉頭が下がってくるのも一緒の老化現象」なんて言うと読者のみなさんから怒られてしまうかもしれません。ただ、わたしたちの体の筋肉は、引力に抵抗するのにけっこう大きな労力を使っていて、加齢とともに筋肉が衰えると、いろんな部分が下垂《かすい》してくるものなのです。

衰えを食い止められる、でも、トレーニングをすれば、のど仏は40代から下がり始めていた！

ところでみなさん、次のページの折れ線グラフを見てください。

これは、「年齢による喉頭の位置の変化」をグラフに表わしたもの。これで見ると、女性も男性も、若いうちから少しずつのど仏の位置が下がり始め、とくに**60代以降ガクンと下がっている**ことがわかります。男性など、第5頸椎《けいつい》と第6頸椎の真ん中あたりにあったのど仏が、第6頸椎よりもかなり下のほうにまで下がっていますね。

そして、注目すべきは、**なんと40代から下がり始めている点です**。おそらく、30代はもちろん、40代、50代だって、「自分ののど仏が下がっている」などという自覚は持っていないでしょう。でも、のど仏の下垂は気がつかないうちにじわじわと進んでいて、何もしないまま放っていると、60代以降ガクンと落ちてしまうというわけです。

のど仏の位置の変化

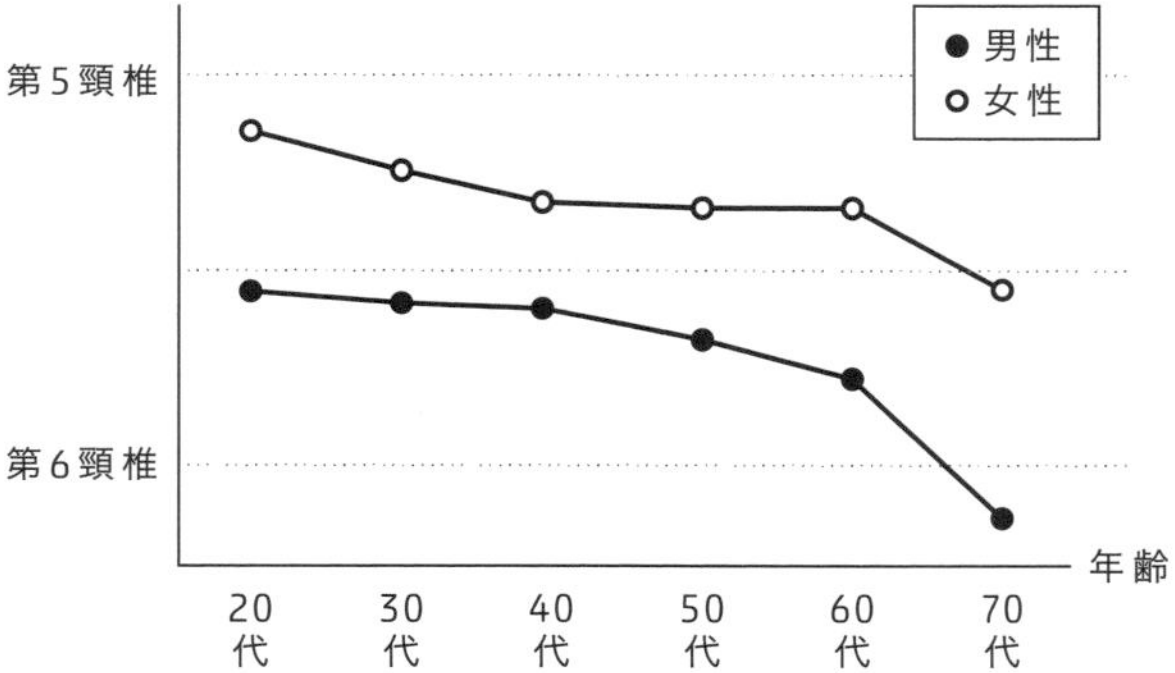
男性
女性
第5頸椎
第6頸椎
年齢
20代
30代
40代
50代
60代
70代

男性は40代以降、下垂に勢いがつき始める。さらに60代以降は、男女ともにガクンとのど仏が下がっていることがわかる（出典：古川浩三「日耳鼻」1984年）

頸椎とのど仏の位置関係

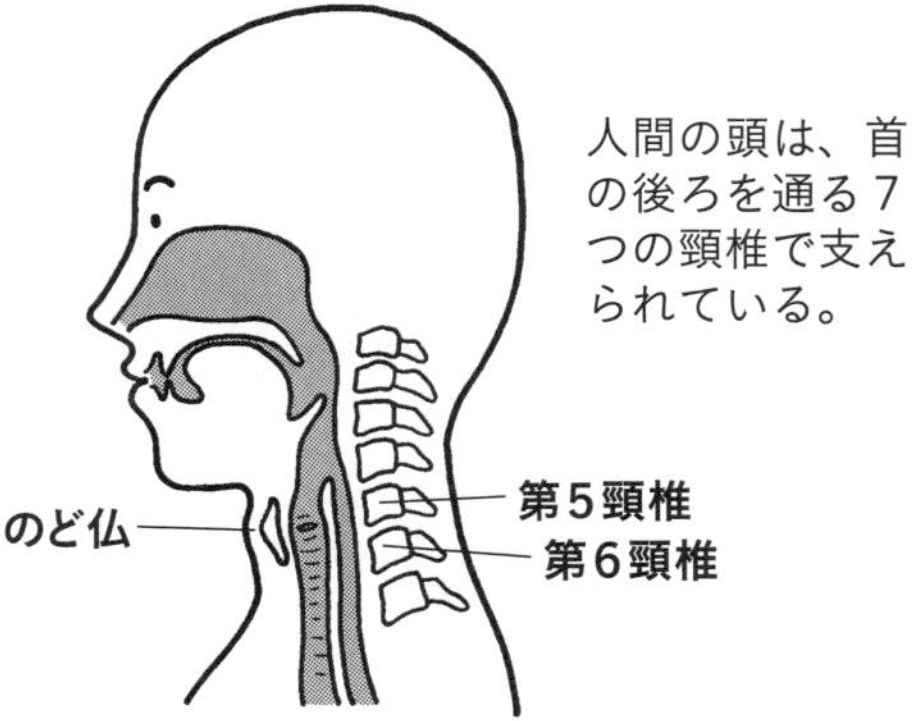
人間の頭は、首の後ろを通る７つの頸椎で支えられている。
のど仏
第5頸椎
第6頸椎

みなさん、これ、けっこう怖いことだと思いませんか？

のど仏の位置が下がるのは、のど仏を上下させる喉頭挙上筋群の力が落ちているという証拠。さっきも述べたように、この筋肉が衰えてのど仏が下がってくれば、喉頭が上がりづらくなり、**喉頭蓋《こうとうがい》の〝フタ〟が閉まりづらくなって、誤嚥をする可能性がぐっと高まってしまいます。**誤嚥をするようになれば、当然、誤嚥性肺炎を起こす可能性も高まって、肺炎によって早々に命を失う可能性も高まるでしょう。そういう怖ろしい事態を引き起こす「トラブルの芽」を、わたしたちは知らないうちに40代から着々と大きくしてしまっていたのです。

しかしみなさん、わたしたちは飲み込み力の衰えに早く気づいて対策を講じていけば、このトラブルの芽を早めに摘み取っていくことができるのです。

飲み込み力は鍛えることができます。普段からのどの筋肉を鍛えていけば、飲み込み力が鍛えられ、衰えにストップをかけることができるのです。

のど仏の老化による下垂

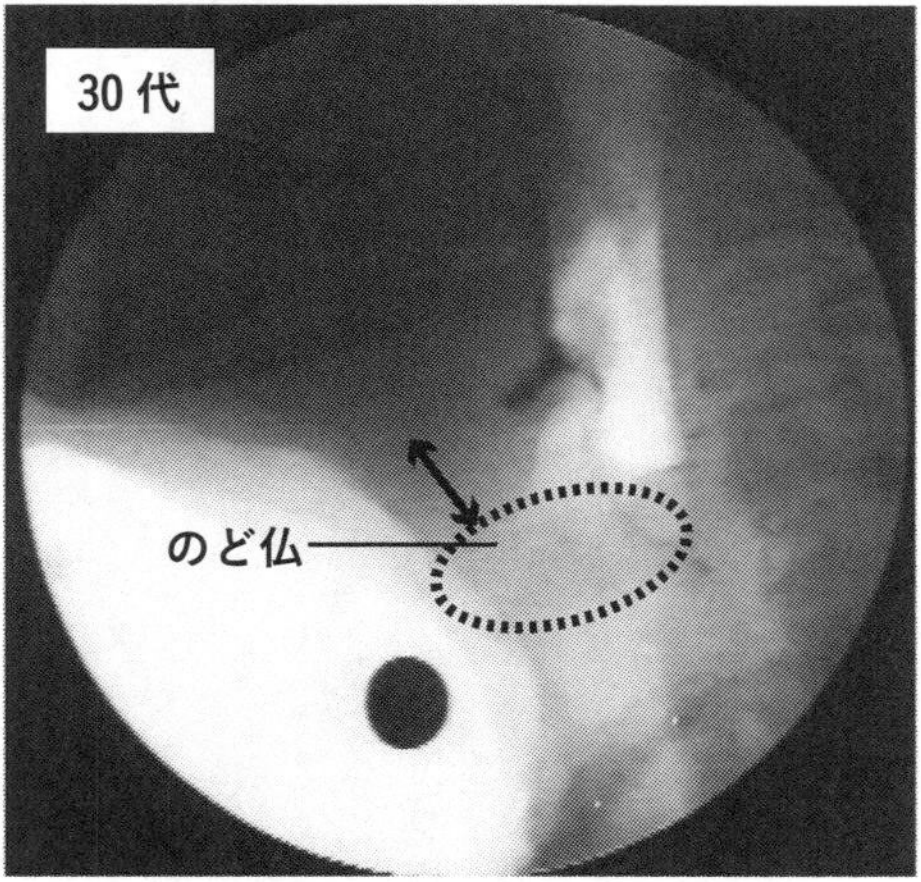
30代
のど仏

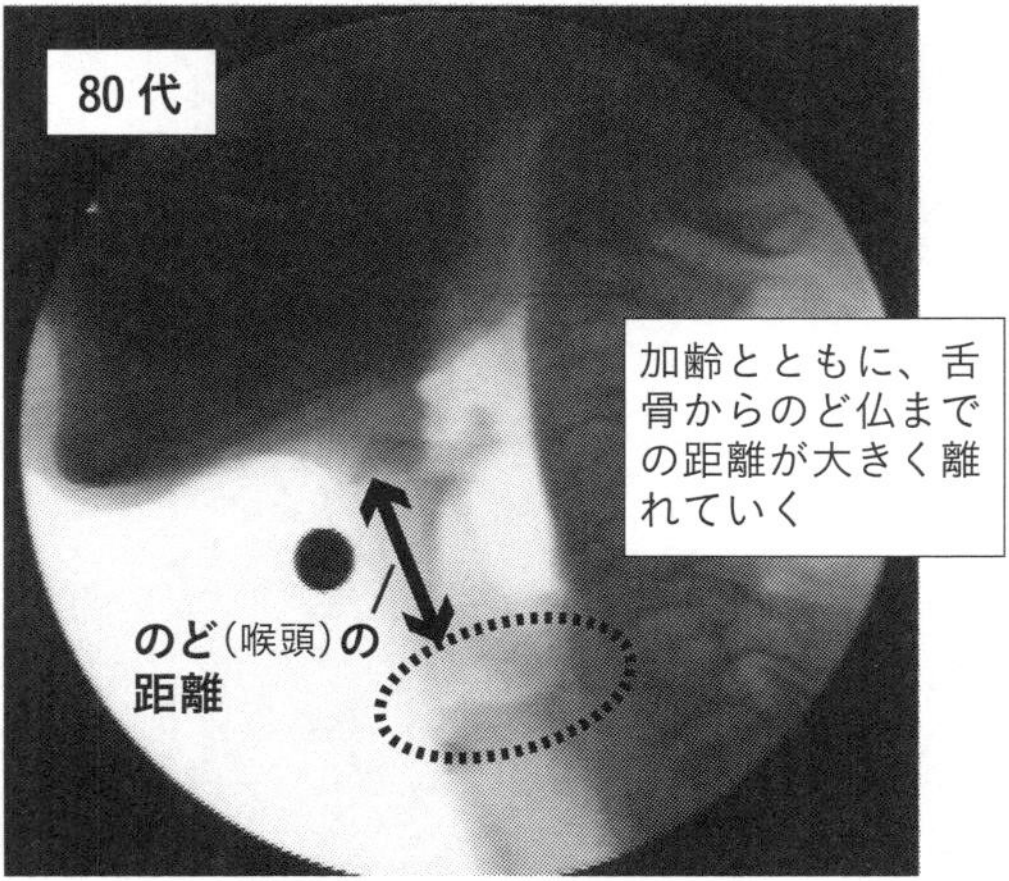
80代
加齢とともに、舌骨からのど仏までの距離が大きく離れていく
のど（喉頭）の距離

「のどの筋肉を鍛えるなんて、そんなことできるの？」と思う人もいるかもしれませんが、ご心配には及びません。筋トレをすれば腕や足の筋肉を太くできるのと同じように、のどの筋肉もトレーニングで鍛えれば、強く丈夫にしていくことが可能なのです。

しかも、この喉頭挙上筋群を鍛えれば、次第に「のど仏を上げる力」や「のど仏を支える力」がついてきて、のど仏の位置自体が少しずつ上がってくるようになります。だから、なるべく若いうちにのど仏の筋肉をつけるようにしていけば、のど仏の位置を下げず、高い位置にキープしていくこともできる。そしてこれにより、将来の誤嚥やそれに伴う肺炎のリスクを効果的に減らしていくことができるわけです。

ですからみなさん、ぜひ普段から意識して、のどの筋力をつけていくようにしてください。

あらゆる筋肉は、どんなに歳をとってからでも鍛えることができます。なるべく若いうちから鍛えておくに越したことはないのですが、たとえ、70代、80代になってからでも、がんばってトレーニングをすれば、ちゃんと筋肉がついてきます。一般的には、筋肉をつくるのに要する時間はだいたい**6週間**ほど。のどの筋肉も同じであり、たとえ高齢になって嚥下機能が衰えてきたとしても、そこからトレーニングをがんばって筋力をつけていけば、ちゃんと嚥下機能を回復させていくことが可能なのです。

しかも、きついトレーニングやつらいトレーニングをする必要はまったくありません。軽いストレッチや体操程度のトレーニングを続けるだけでも、十分にのどの筋肉を鍛えて飲み込み力をアップさせていくことができます。

さきほど、「のど仏が下がってくるのは、ヒップが垂れてくるのと同じだ」と申し上げましたが、いまの世の中には、加齢を重ねてもトレーニングを行って、キレイな肉体を維持している方々が男女ともにいらっしゃいますよね。垂れたお尻だって、スクワットなどのトレーニングによって、何歳になってもキュッと引き締まるものなのです。

のどのトレーニングも、それと一緒だと考えてください。

のどの機能も、若いうちからちゃんとトレーニングをしていれば、のど仏の位置を高くキープして、**末永く健康なコンディションを維持していくことができる**のです。

少し極端な例ですが、のどのトレーニングが効果的だと示したケースをご紹介します。70代の男性・森田さん（仮名）は、私のクリニックで受診をしたときには、すでに**胃ろうをつくり口から食べられない状態**で、栄養失調を起こしていました。

しかし検査の結果、「これは治療により回復可能」と考え、食道を広げる治療を行い、栄養管理の指導もしました。そして、のど仏を上げる訓練を始めてもらったのです。

それらの結果、少しずつ口から食べる兆しが見えはじめ、**なんと一年後には白米が食べられるようになり、胃ろうも抜くことができたのです**。ご本人やご家族が、胃ろうが抜けたことを何より喜んだのは、言うまでもありません。このように、のどのトレーニングを始めることによって、ときに劇的な成果を生み出すこともあるのです。

どんなトレーニングをすればのどの筋肉を鍛えられるのかについては、後の章でくわしくご紹介することにしましょう。

とにかくみなさん、のど仏はすでに40代から下がり始めているのです。知らないうちにのどの機能を落としてしまわないためにも、なるべく早く「飲み込み力をつけるトレーニング」をスタートするようにしましょう。

あなたの「飲み込み力」も低下してる？ チェックテストにトライ！

前の項目では「のど仏の下垂が40代から始まっている」と述べましたが、さすがに40代という年齢では、「飲み込み力の低下」を〝症状〟として自覚するようなことはありません。

「あれ、おかしいな」「何かいつもと違うな」という〝飲み込み力低下のサイン〟が現われてくるのは、早くても50代、60代あたりからです。これくらいの年齢になると、のど仏の位置が下がってくるとともに、飲み込み時に微妙なタイミングのズレが出てくるようになり、それまでよりも飲み込みづらくなってきたのを感じ取るようになるのです。

「飲み込み力低下のサイン」として、いったいどんな兆候が現われるのか、ここでざっと挙げておくことにしましょう。

□ 食事中、**ムセ**たり**咳**込んだりすることが多くなった

□ 自分の唾液を誤嚥しそうになって、**咳**込むことがある

□ ビールの生ジョッキなど、**上を向いて**ごくごくっと飲み物を飲むと、**ムセ**ることがある

□ 薬やサプリメントなど、**大きめの錠剤**を飲みにくく感じるようになった

□ 食後に、**痰**《たん》が増えることがある
□ しょっちゅう**咳**払いをしている
□ **痰**がからまることが多い
□ 鏡を見たときに、のど仏の位置が「首の半分より下」に来ている
□ 夜、**咳**で眠れなかったり、咳込んで目覚めたりすることがある
□ 以前よりも食事時間が長くなった気がする
□ 以前よりも「**声が小さくなった**」と言われる
□ 最近、体力が落ちてきたと感じる
□ この頃、歩くスピードが**遅くなった**ように感じる
□ 最近、ちょっと体を動かしただけで、すぐに**息切れ**するようになった
□ 呼吸が浅いほうだ
□ 知らず知らず**口呼吸**をしている
□ 運動らしい運動は、まったくしていない
□ いつも必要がなければ歩かない。あるいは、ウォーキングや散歩をしようとい

う気持ちがまったくない

□　カラオケは嫌いだ

□　おしゃべりをするのは好きではない。誰かと会っていても、いつも**口数少なく**、寡黙にしているほうだ

いかがでしょう。おそらく、心当たりのある項目がある方も多かったのではありませんか？　該当項目が多かった方は、のどの筋肉の筋力低下がじわじわと進んできていると考えたほうがいいでしょう。

項目のなかには、「体力」「呼吸」「運動」「カラオケ」「おしゃべり」といったものも含まれています。きっと、〝どうしてこの項目が「飲み込み力の低下」に関係あるんだろう〟と疑問に思っている方もいらっしゃるかもしれません。これらについては、次章以降、順を追ってご説明していくことにしましょう。

とにかく、40代、50代以降、こういった「飲み込み力低下のサイン」が現われてきたら、もう待ったなし。すでに嚥下機能の衰えがスタートしていると心得て、できる

だけ早い段階で、「飲み込み力」をあげるトレーニングを始めるほうがいいのです。

早いうちに飲み込み力をつけて「ピンピンコロリ」を実現する

この章の最初で、私は「人間はのどから衰える生き物だ」と申し上げました。

ただ、私はこれを「**人間は、のどを健康にすることによって、長生きをする生き物だ**」と言い換えてもいいと思っています。

つまり、人が早く衰えて死んでいくか、それとも元気に長生きをするかは「飲み込み力」次第のようなもの。嚥下機能をはじめとしたのどの健康をいかにキープできるかによって、老後の人生が大きく違ってくるのです。

老後の人生と言えば、最近は「**PPK**《ピーピーケー》」というキーワードをよく耳にしますね。みなさんは「ＰＰＫ」という言葉が何を意味するのかをご存じですか？

これ、「**ピンピンコロリ**」を略した言葉なのだそう。つまり、「いつまでもピンピンした状態で長生きして、いつかコロリと天に召されたい」という願望が込められているわけですね。また、この言葉には、「寝たきりになったり要介護になったりせずに、できるだけ周りの人に迷惑をかけることなく死にたい」という願いも込められているのでしょう。

私は、この「ＰＰＫ＝ピンピンコロリ」を実現するのには、飲み込み力を衰えさせないことが不可欠の条件になると思っています。

これまで私は数えきれないほどの嚥下障害の患者さんを診てきていますが、そのなかには、食べ物が飲み込めなくなったのをきっかけに認知症になってしまう人や、飲み込めなくなったとたん寝たきりになってしまった人も……。本当に、**飲み込めなくなったのを合図に、脳や体が機能停止してしまう**のではないかと思うくらい、がくんと衰えてしまう人が少なくないのです。

しかも、食べ物を誤嚥するのを怖れて「**胃《い》ろう**」をつくれば、脳や体の機能低下はいっそう進んでいくことになるでしょう。それこそ、「ピンピンコロリ」とはまったく正反対の〝当人にとって非常に不本意な状態〟で、人生の最終盤の時間を過ごすことにもなりかねません。

ですからみなさん、脳も体もピンピンした状態で長生きをしていきたいならば、早め早めに「飲み込み力をつけるトレーニング」を行うようにして、のどの機能を健全に守り続けていかなくてはなりません。

60代、70代になって少し衰えが目立ってきた方はもちろん、40代、50代の方もトレーニングを行うことをおすすめします。

〝自分はまだ若いから必要ないだろう〟なんて言っていてはいけません。甘く見ていると、のどの機能低下はじわじわと進んでいってしまいます。あと何十年かの時が経って、嚥下機能が落ちて食べ物を飲み込めなくなってから〝ああ、もっと早く飲み込み力を鍛えておくべきだった〟と後悔しても遅いのです。

みなさん、いつまでもおいしいものを口から食べ、いつまでも飲み込めるように、いまのうちから対策を立てていくようにしましょう。

そして、健康なまま長生きをして、自分の未来を明るいものにしていこうではありませんか。

第2章

「のど」を鍛えれば、寿命は10年のびる！

人間が生きていくには「のどの健康」が絶対に欠かせない

わたしたちの「のど」は、人間が生きていくうえで欠かせない「3つの機能」を担《にな》っています。それが次の3つです。

① **嚥下《えんげ》**――食べ物を飲み込んでエネルギーを取り込む
② **呼吸**――空気を出し入れし、酸素を取り入れて二酸化炭素を排出する
③ **発声**――声や言葉を出すことにより、他人や周囲とコミュニケーションをとる

これら3つを同時に行っているというだけで、のどがいかに重要な器官であるかがおわかりいただけることでしょう。

3つとも、人間が生命を維持していくうえで絶対に必要不可欠なことばかり。

食べ物を飲み込めなければ、エネルギーが欠乏して脳や体を動かせなくなってしまいますし、呼吸ができなくなれば、酸素を得られなくなってたちまち死んでしまいます。また、発声ができなくなれば、他人に自分の意思を伝えることができず、社会生活を営むのがたいへん困難になってしまいます。

つまり、わたしたち人間は、のどがちゃんと機能していないと生きていけない存在。逆に言えば、のどが健やかに機能しているからこそ、日々さまざまな生命活動を行うことができているのです。

「飲み込み力」を鍛えていくには、こうしたのどの3大機能を総合的に向上させていくことが大切になります。

すなわち、日々の生活の中で、しっかり飲み込み、しっかり呼吸して、しっかり声を出すという習慣をつけていくことが、のどの健康コンディションをキープして「高齢になっても衰えない飲み込み力」をつけることへとつながっていくのです。

この章では、「**嚥下**」「**呼吸**」「**発声**」の機能ごとに、のどの健康を引き上げていくためのポイントをご紹介していくことにしましょう。ぜひみなさん、のどの機能をより向上させて「どんなに歳をとっても衰えることのない飲み込み力」をつけていくようにしてください。

“奇跡のような連携プレー”で成り立っている嚥下運動

まずは**嚥下**《えんげ》**機能**からです。

みなさんは、「食べ物を飲み込む」という機能がどんなに精巧なメカニズムのもとに成り立っているかご存じでしょうか。前の章でも簡単に述べましたが、ここでもう一度整理しておきましょう。

口の中の食べ物を咀嚼《そしゃく》し、飲み込みやすい形にする
←口が閉じられる
←食べ物が、口からのどに送り込まれる
←食べ物をごっくんと飲み込む

大まかに言えば、これが「飲み込み」になりますね。では、この一連の流れがいかに見事な連携をしているのか、詳しく説明すると、次のようになります。

①食べ物を咀嚼し、飲み込みやすい形に整える
②舌が、口とのどをつなぐ「**口腔**《こうくう》」を閉じる
③鼻に通じる通路である「**鼻咽腔**《びいんくう》」が閉じられる。口腔内の圧が高められ、その圧力によって食べ物がのど（咽頭）のほうへ送られる

④「喉頭挙上筋群《こうとうきょじょうきんぐん》」が働き、タイミングよくのどが約2～3センチせり上がる

⑤その動きに合わせて、「喉頭蓋《こうとうがい》」が下向きに倒れ、気管へ通じる道にフタをする

⑥同時に、呼吸時は開いている「声帯《せいたい》」が閉じて、気管を塞ぐ

（正確に言えば、声帯のほかに「仮声帯《かせいたい》」と「披裂部《ひれつぶ》」という箇所も収縮して塞ぐ）

⑦「咽頭《いんとう》」が、上から順に絞られていき、食べ物を奥へ送る

⑧閉じられていた「**食道の入り口**」が、0・5秒だけ開く

⑨食べ物が、「**食道・胃**」へと送り込まれる。

いかがでしょう。わたしたちは、この一連の動きを**わずか0・8秒ほど**で行っているのです。

口とのどには4つの通路があります。

- 外から食べ物が入ってくる「口の通路（口腔）」
- 鼻とつながっている「鼻の通路（鼻咽腔）」
- 空気が流入する「肺への通路（気管）」
- 食べ物が送り込まれる「胃への通路（食道）」

「飲み込み」は奇跡的な連携プレー

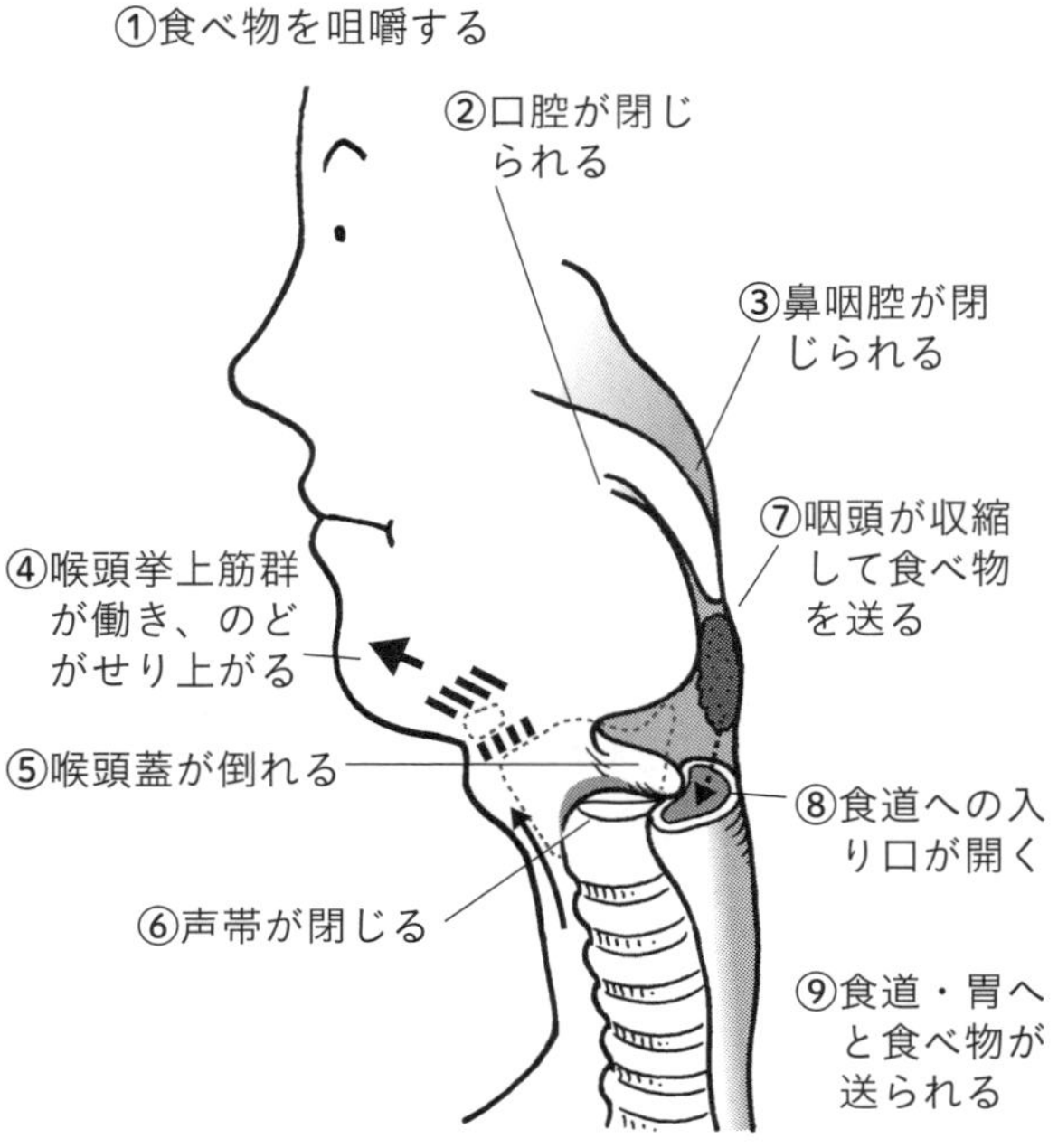
①食べ物を咀嚼する
②口腔が閉じられる
③鼻咽腔が閉じられる
④喉頭挙上筋群が働き、のどがせり上がる
⑤喉頭蓋が倒れる
⑥声帯が閉じる
⑦咽頭が収縮して食べ物を送る
⑧食道への入り口が開く
⑨食道・胃へと食べ物が送られる

②〜⑨がわずか「0.8秒」で行われる!

食べ物を飲み込む際には、この4つの通路のうち3つまでが閉じられて、食道へのルートだけが0・5秒ほど通行可能になります。すなわち、0・8秒という一瞬の時間で、「口の通路が塞がれ、鼻の通路が塞がれ、気管が塞がれて、食道へのルートだけが0・5秒開く」「その1本の通路へ食べ物が送り込まれていく」という**見事な連携プレーが行われている**わけです。

また、⑤⑥だけを見ても、瞬時にパタパタと連動して、喉頭蓋・披裂部・仮声帯・声帯と〝四段閉め〟されていくさまは、神秘的にすら思えます。

おそらく、ほんの少しでもタイミングがズレてしまったら、この連携プレーは成立しないでしょう。いまはX線で造影《ぞうえい》検査をすれば、こうした嚥下の一連の動きを動画で確認できるようになっています。私などは、その素晴らしい連携プレーを動画で見ていると、まるで**野球における奇跡的トリプルプレー**でも成立したかのように見えることもあります。

つまり、それくらい繊細かつ巧妙な動きで成り立っている嚥下運動を、わたしたちは日々の食事で無意識に行っているわけです。しかも、食事のたび、その連携プレーを何度も何度も、正確無比に繰り返していることになります。

しかし、前の章でも述べたように、歳をとって嚥下機能が落ちてくると、この連携プレーに**微妙なタイミングのズレ**が出てくることになります。のど仏の位置が下がってしまい、反射神経が落ち、のど仏を上下させている筋肉（喉頭挙上筋群）の力が落ちてくると、ごっくん時にタイミングのいい通路の開け閉めができなくなります。すると、飲み込む際に「食道」だけでなく**「気管」への通路にすき間が開いてしまうようになり、誤嚥《ごえん》をしやすい状態になってしまうわけです。**

こうした誤嚥トラブルを防ぐには、のど仏（喉頭）を上げる筋肉を鍛えることがカギとなります。のど仏の位置が上昇して、ぐいっとしっかり上げることができれば、喉頭蓋がタイミングよく倒れて、気管にきっちりとフタがされます。

この「のど仏の位置が上のほうに保たれている→のど仏が上がる→喉頭蓋が倒れる→気管にしっかりフタがされる」という連携こそは、嚥下運動を支える生命線のようなもの。そして、この機能を維持するためにもっとも重要になるのが、のど仏を上げる筋肉の力を衰えさせないことなのです。

飲み込むときに「意識するかどうか」でけっこう大きな差がつくもの

嚥下は「**反射運動**」によって行なわれています。

口の中で飲み込みやすい状態になった食べ物は、別段「飲み込もう」と意識しなくても、無意識のうちに嚥下されて食道へ入っていきます。また、ごっくんする途中で「あ、やっぱり飲み込むのをやめよう」と思っても、その嚥下運動は止められません。「飲み込む」という行為は反射運動のため、**基本的に無意識下で自動的に遂行されるシステム**になっているのです。

しかし、無意識下の行動は、時としてミスをするもの。みなさんも、何の気なしに口にした飲み物などが気管に入りそうになり、ムセてしまったことがあるのではないでしょうか。

それに、嚥下機能が落ちて「連携プレー」にズレが生じてきたのにも関わらず、いつも通り無意識に飲み込んでいると、誤嚥をしやすくなってしまうこともあります。だから、食べ物や飲み物を嚥下する際は、普段からなるべく**「意識をするクセ」をつけるほうが良いでしょう。**

つまり、ごっくんと飲み込む前に「さあ、飲み込もう」「ごっくんするぞ」といったことを頭に浮かべるようにする。そうやって嚥下を「意識化」していると、より確実にものを飲み込むことができるようになり、誤嚥防止に役立てていくことができるのです。

なお、このように「嚥下をしっかり意識することの重要性」は世界各地で認められていて、英語圏ではよく「Think《シンク》 Swallow《スワロー》」という言葉が用いられます。「Swallow」とは「飲み込む」「嚥下する」という意。だから「Think Swallow」という英語を直訳すれば、**「意識して飲み込みなさい」**という意味になります。

ちなみに、「Ｓｗａｌｌｏｗ」には「ツバメ」という意味もあります（東京ヤクルトスワローズのスワローです）。ただし、英語の綴《つづ》りは同じでも、もともとの語源はまったく違っていて、「嚥下」と「ツバメ」には直接的関係はないようです。

一方、嚥下の「嚥」という字にも「燕（ツバメ）」という字が入っています。こちらは、昔の中国においてツバメのヒナが親が運んできた餌《えさ》を丸呑みにする様子から、口へんに燕（ツバメ）と書いて「嚥」という字がつくられたのだという説があります。不思議なことに、英語でも漢字でも「飲み込む」ことを表わす言葉が「ツバメ」に縁があるわけですが、どうやらこれは偶然の一致のようです。

ともあれ、わたしたちはツバメのように無意識に丸呑みをするのではなく、できるだけ意識して食べ物を飲み込むようにしていくべき。嚥下運動というものは、ちょっと意識するだけで、より確実性を増すものなのです。みなさんも、より確実に連携プレーを成立させるようなつもりで、普段から「Ｔｈｉｎｋ　Ｓｗａｌｌｏｗ」を心がけていくようにしましょう。

肺炎にならないために、患者と医師が気をつけるべきこと

嚥下障害の原因は多岐にわたり、その要因を突き止めるには医師でもかなりの知識と経験を必要とします。

一般的には、脳卒中になった人の発症率がもっとも高いといわれますが、そのほかにも老化や神経の病気、認知症、投薬の影響、体力低下など、さまざまな原因での発症が報告されています。

ですから私は、嚥下治療は「**知恵《ちえ》の輪《わ》はずし**」だと思っています。知恵の輪をはずす時のように、ああでもない、こうでもないと、さまざまな角度から原因を探っていくことが大切なのではないでしょうか。

また嚥下障害は、病気というよりも**全身が関係する症状**であり、木を見て森も見る

ことが必要です。

それに、誤嚥による肺炎は、まったく症状がないまま、気づかないうちに進んでいることもあるのです。誤嚥をすると肺で軽い炎症が生じますが、それが「肺炎」と呼べるまでの重度な症状になるかどうかは、個々の患者さんの免疫能力・体力や、誤嚥物の種類・量などに左右されます。誤嚥した後、すぐに肺炎化してしまう人もいれば、普段と変わりなく過ごしている人もいます。つまり、人によっては、多少誤嚥してもすぐには肺炎を発症せずに、何も気づかずに穏やかに生活を送り続けているケースも多いわけです。

しかし、**もしその炎症が肺でじわじわ続いていたら**――。

一見元気そうに見えても、誤嚥による肺の炎症は完全におさまっているわけではありません。それに気づかず、徐々に体が病魔に侵されていくケースは、よくあることなのです。

肺炎は、治療が遅れると回復が難しくなります。知らず知らずのうちに炎症を広がらせてしまうと、肺の呼吸機能が低下して、それとともに、嚥下機能も低下するという負のスパイラルに陥ってしまう可能性もあります。このように誤嚥性肺炎は、気づかないうちに進行してしまいかねない非常に厄介な病気なのです。

ちょっと背すじが寒くなる話になってしまいましたが、とっても大事なことなので、もう少しだけお付き合いください。

「肺炎は老人の悪友」というイヤ〜な慣用句もあるほど、肺炎は高齢者にとって身近で切実な問題です。高齢者は体力が低下しているので、些細なことがきっかけで、簡単に嚥下障害を発症することが多いのです。

「肺炎かも」と感じる状態になってからでは遅すぎます。

なかには、肺炎が発覚してほんの一週間食べなかっただけで、以前から寝たきりだったかと勘違いするほど衰弱してしまう高齢者も少なくありません。それに、一度機能を低下させると、**その機能を戻すためには何倍もの労力と日数を要してしまうことになります。**ですから、たとえ自覚がなくても、定期的に診断を受けて、炎症を早期に発見し、治療することが重要なのです。ご家族に高齢者がいる場合、早期の治療を呼びかけてほしいですし、もし禁食期間を取らなければいけないとしても、なるべく短くする配慮が必要なのです。

それと、高齢者はちょっとした衝撃でケガをしやすいもの。捻挫や骨折といったことが原因で、最終的に寝たきりになってしまったケースは、みなさんもよく耳にされるかと思います。

骨折などがきっかけで一時的に歩けなくなると、高齢者の場合、筋力や全身の体力が一気に低下します。

その結果、嚥下の力が衰え、うまく飲み込めなくなるケースもたいへん多いのです。こうした場合、「口から食べられず栄養不足になる→栄養が足りず体力を回復できない→のどの力も弱まり誤嚥を起こす→肺炎を繰り返し始める→体力が落ち、日に日に弱っていく」――といった悪循環にハマってしまうケースが目立ちます。

ですから高齢者は、**「歩けない」「食べられない」「栄養不足になる」という負のス**

パイラルに陥らないように、十分注意を払っていくことが肝要なのです。

知ってました？「飲んだ後は、息を吐く」のが基本です

次は、のどの3大機能のうちの**呼吸機能**にスポットを当てましょう。

じつは、わたしたちの「飲み込み力」には、呼吸の良し悪しが非常に深く関係しているのです。

そもそも、**食べ物をごっくんと飲み込む際、わたしたちは息を止めています**。先ほど述べたように、嚥下をするときは、口も閉じているし、鼻への通路も塞がっています。飲み込むときには、息が出入りする通り道をすべて塞ぎ、食道だけが開いて誤嚥を防いでいるのです。

ただ、いつまでも息を止めているわけにはいかないので、**ごっくんと飲み込んだ後**

はすぐに呼吸を再開します。

この場合の呼吸は、飲み込んだ直後に息を吐くのが正解。よく、ジョッキの生ビールをごくごくっと飲んだ後、プハーッと大きく息を吐いて「ああ、サイコーッ」とつぶやく人がいますよね。あれと同じように、飲み込んだ後は**息を吐き出すほうがいいのです。**

嚥下直後に息を吸ってしまうと、その拍子に食べ物や飲み物を肺に吸い込んでしまいやすいのですが、息を吐いていればそうした心配はありません。嚥下後、気管に食べ物が入りかけても、息を吐いていれば、その呼気《こき》によって食べ物が押

飲み込んだ直後は「吐き出す」

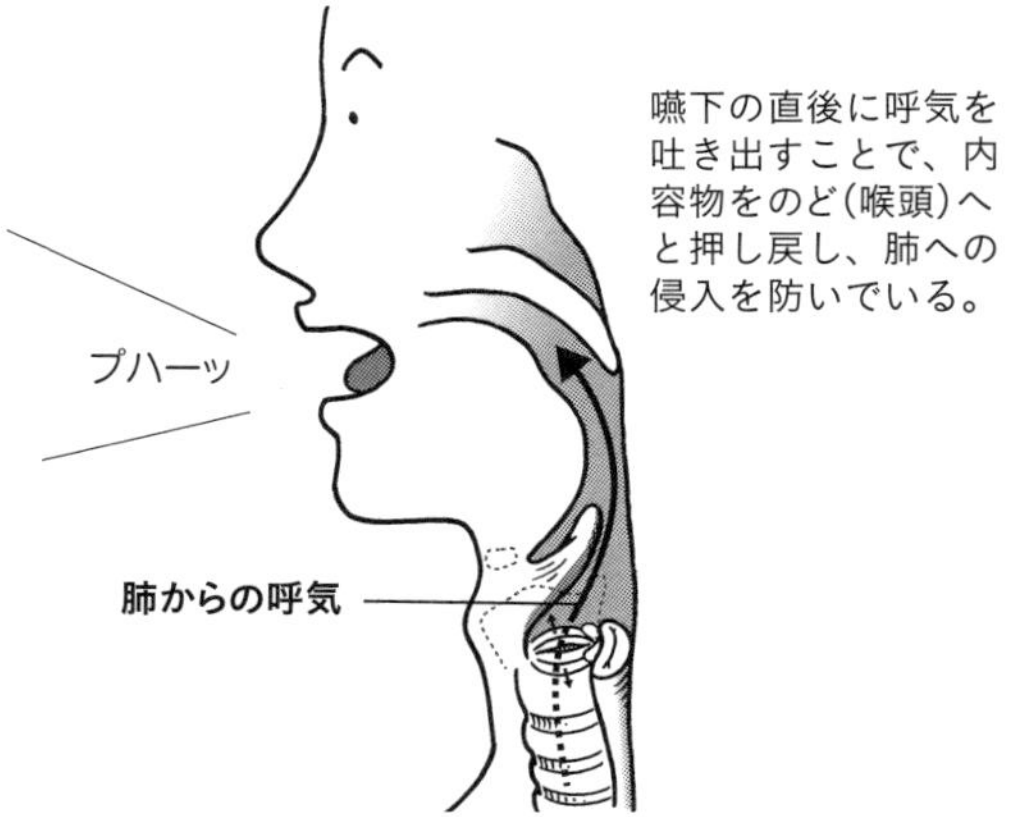
嚥下の直後に呼気を吐き出すことで、内容物をのど(喉頭)へと押し戻し、肺への侵入を防いでいる。
プハーッ
肺からの呼気

し戻されます。つまり、わたしたちは、**嚥下直後に息を吐くことによって自然と誤嚥を防いでいるわけです。**

ところが、**呼吸が浅い人**や**呼吸器が弱い人**、**肺活量が落ちている人**の場合、飲み込んだ直後に息を吸ってしまうことが多く、その呼吸のクセによって誤嚥が引き起こされるケースが少なくないのです。

このため、呼吸機能が悪く、呼吸回数が多い人は誤嚥しやすくなります。一度、自分の呼吸を数えてみてください。**1分間に20回以上呼吸する人は、誤嚥しやすい**と言われています。

また、**鼻づまりの人**も飲み込んだ後に息を吸ってしまうので、誤嚥しやすくなります。鼻がつまっているとそれだけでも呼吸しづらいものですが、食事で飲み込む際には、人体の構造上、口も閉じなくてはなりません。そのため、息苦しくなって、ついつい飲み込んだ後に息を吸ってしまうのです。さらに、鼻づまりの人は、息苦しさからあまり咀嚼せずに丸呑みをするので、食べ物を味わうことができず、胃を悪くして、のどに食べ物をつまらせる**窒息事故**も起こしやすくなります。

ですから、**呼吸と鼻の機能を保つことはとても大切です。**

ある女性は、重度の鼻づまりのために、食事を噛まずに丸呑みをするので、食事でよくムセていました。診療すると、**鼻の中に巨大なポリープ**があるではありませんか。早速、切除して鼻づまりを治したところ、食事中のムセは消失し、多かった痰《たん》も消えたのです。食事を噛んで食べるようになったので、味もわかるようになり、その方はたいへん感動していらっしゃいました。

それと、**口呼吸をするクセがある人**も要注意です。普段から口で息をしていると、食べているときにも無意識に息を吸ってしまうようになり、誤嚥をする可能性が高くなるのです。慢性鼻炎《まんせいびえん》、蓄膿症《ちくのうしょう》、花粉症など、鼻の具合がよくない人の中には、知らず知らず口呼吸をしている人も少なくありません。心当たりのある人は食事時の呼吸に十分に気をつけるようにしてください。

このように、飲み込み力には、呼吸機能が密接に影響しています。**呼吸の調子が悪いと、嚥下も不調に陥りやすいのです。**

以前、誤嚥がある人と誤嚥がない人のグループに分けて、「呼気流量」を測ったことがあります。呼気流量とは一度に吐き出す、または吸い込む空気の最大量、いわゆる肺活量と考えてください。

結果は歴然でした。

下の図の通り、「**誤嚥がない人**」の**ほうが1・5〜2倍弱の呼気量だったのです。**一方で、「誤嚥がある人」の

息を吐く量と飲み込み力の関係

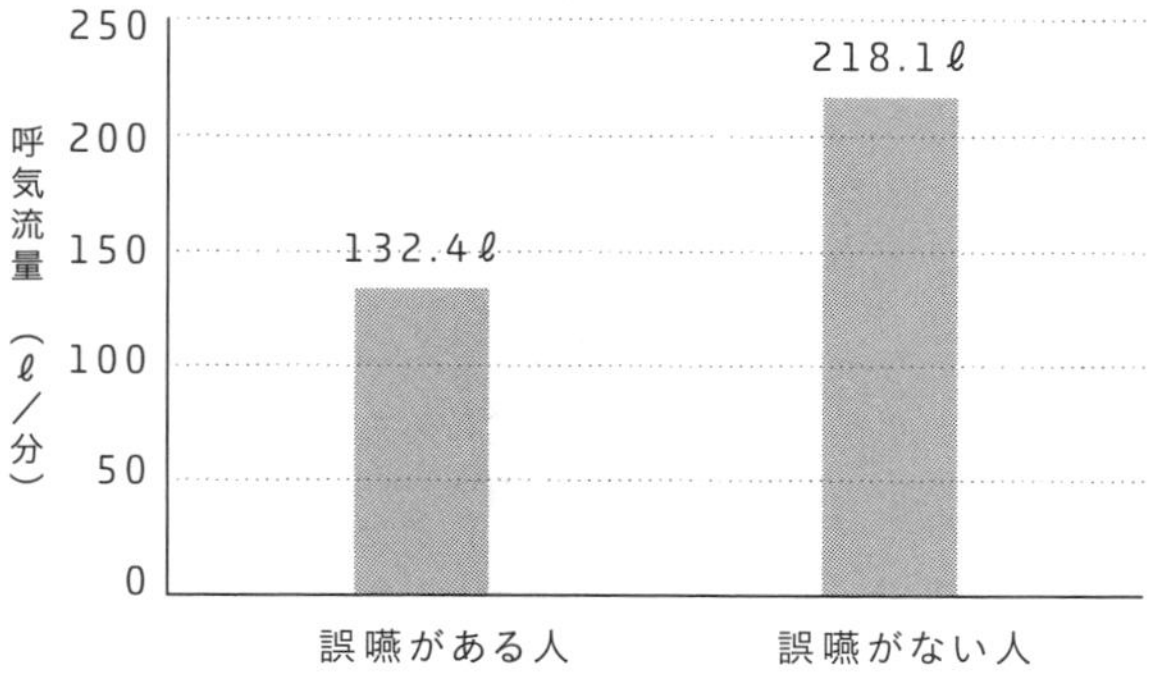

誤嚥がある人は、一度に吐き出せる空気の量が、通常よりも少なくなっていることがわかる。検査対象になったのは60〜96歳の62名（中山書店『嚥下医学：2014改』）。

呼吸機能が落ちていることも、一目瞭然ですね。

ですから、飲み込み力を向上させていきたいなら、呼吸機能を向上させていかなくてはなりません。そのための具体的なトレーニング方法については、第3章でくわしくご紹介することにしましょう。

「しっかり声を出す人」は飲み込み力も高い「声がかすれる人」は誤嚥に近づいている

3大機能の3つめは、**発声機能**です。

発声も、飲み込む力とたいへん密接なつながりがあります。

そもそも、発声は、嚥下とほぼ同じ器官を使って行なわれています。声帯はのど仏のすぐ後ろ側の喉頭にあり、この声帯を、吐き出す息で振動させることによって声が出る仕組みになっているのです。

このため、大きな声や高い声を出すと、喉頭の筋肉が効果的に刺激されます。たとえば、みなさんは**大きな声でしゃべったり歌ったり笑ったりしていると、のど仏がさかんに上下**しませんか？

　これは、のど仏の喉頭挙上筋群が刺激されている証拠です。ですから、「普段からしっかり声を出す習慣」が、飲み込み力を鍛えることへとつながっていくわけです。

　そして、「普段からしっかり声を出す習慣」をつけるために、とくに私がおすすめしているのが「**カラオケ**」「**おしゃべり**」「**笑い**」の3つです。

「発声」のしくみ

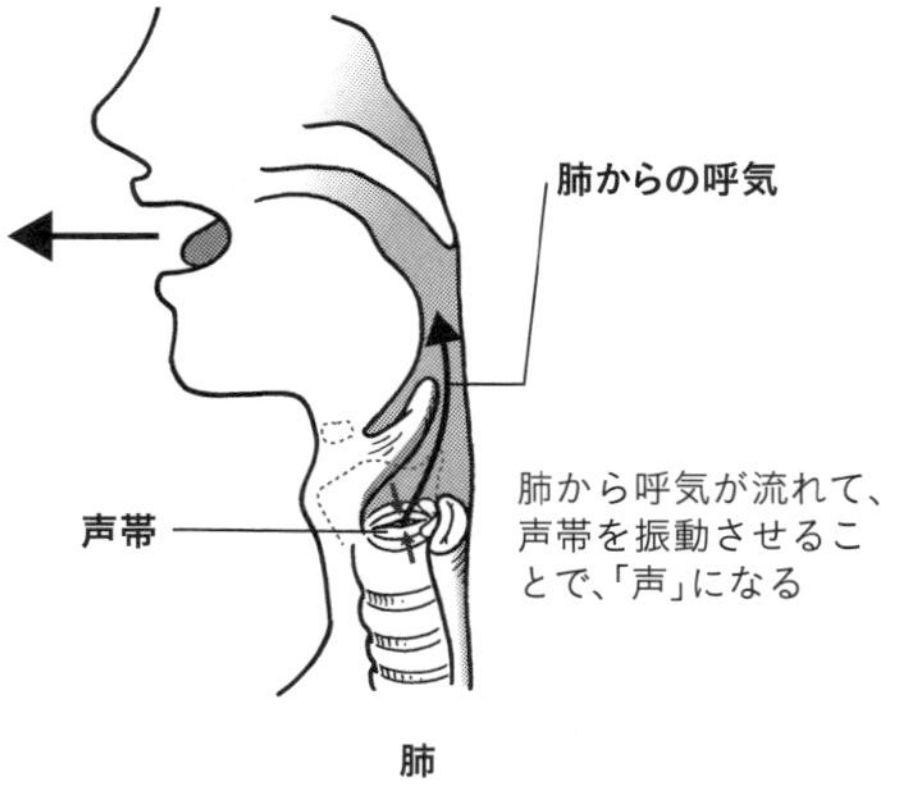
肺からの呼気
肺から呼気が流れて、
声帯を振動させること
とで、「声」になる
声帯
肺

カラオケ

普段の生活では大きな声を出す機会はそう多くありません。しかし、カラオケなら別。思いっきり声を出して歌うことが可能です。とくに、おなかの底から声を出していると、自然に深く息を吸ったり吐いたりするようになり、呼吸機能が鍛えられ、肺活量が増加します。こうして呼吸機能が向上すると、**嚥下にも好影響**をもたらすようになっていくのです。

また、しっかり声を出してカラオケを歌っていると、のど仏がさかんに上下して、**喉頭挙上筋群が鍛えられる**ことにつながります。先に述べたように、飲み込み力をつけるには、この「のど仏を上下させる筋肉」を鍛えるのがカギです。その点で、カラオケは、楽しく歌いながら効率よく嚥下力をアップすることのできる非常に優れたトレーニング方法だと言っていいのです。

しかも、カラオケには、**精神的ストレスを解消**させたり、**自律神経のバランス**をよくしたり、**体の血液循環**をよくしたりといったさまざまな健康効果が期待できます。

具体的にどんな曲をどう歌えば効果が上がるのかについては、次の章で改めてご紹介します。ぜひみなさん、大いに歌って大いに楽しみながら、歌唱力とともに、嚥下力をアップさせていくようにしましょう。

おしゃべり

のどの筋肉を衰えさせないためには、普段からよくのどを使うことが大切です。そして、おしゃべり好きでしょっちゅう話をしている人と、口数が少なくてろくに話をしない人とでは、のどの使われ方にかなり大きな差ができることになります。だから、のどの筋肉をキープし、飲み込み力をキープしていくには、**日頃からよくおしゃべりをするほうがいいのです。**

ちなみに、加齢によるのど仏の下がり方を男女で比較すると、43ページのグラフで見たように、女性よりも男性のほうがずっと下がり幅が大きいことがわかっています。もしかしたら、これには「**女性のおしゃべり好き**」が関係しているのかもしれません。あくまで「仮説」でしかないのですが、長い時間ぺちゃくちゃと話し続けることによって、のどが鍛えられている可能性があるというわけですね。

もっとも、食事中のおしゃべりはあまりおすすめできません。食べながら話していると、会話がはずんだ拍子にムセたり咳込んだりしてしまうことが多いもの。とりわけ、口の中に食べ物が入っている状態で話をするのはよくありません。食事中の会話は、なるべく「食べるときは食べることに集中」「話すときは話すことに集中」して、誤嚥をしないように注意しましょう（詳細は第４章）。

笑い

「笑い」が多くの健康効果をもたらすことに関しては、さまざまな研究があります。たとえば、ＮＫ細胞《ナチュラルキラー》を活性化してがんを抑制する、脳を活性化してボケを予防する、血液循環をよくして血圧を下げる、ストレスを解消して免疫力をアップする。こうした効果に加え、笑いは飲み込み力にも非常によい影響を与えてくれるのです。

とくに大笑いをすると、腹部の横隔膜が上下して大量の息が出し入れされるため、呼吸機能を高める効果が期待できます。また、笑うたびにのど仏が上下して喉頭の筋肉がさかんに使われるため、**のどの筋力をつける効果も期待できます。**こうした効果が日々の生活で積み重なっていけば、より飲み込み力が高まるはずです。

ですから、お笑い番組や落語を観て大笑いするのでもいいし、家族や友人とバカ話をして盛り上がるのでもいい。のどを健康にキープするためにも、日常から「笑い」を絶やさないようにしていきましょう。

ちなみに男性を中心に、喋っている途中に「**声がかすれてしまう**」という悩みを訴える人が多く見られます。読者の皆さんはすでにお気づきだと思いますが、「**声**」**と**「**飲み込み**」**は密接に関係しています**ので、声のかすれで悩んでいる人は、誤嚥性肺炎を一度疑ってみたほうがいいかもしれません。

こんなケースもあります。

60代の男性・青山さん（仮名）は、声のかすれに悩み、来院されました。「胸の手術をしてから、声がかすれてほとんど出なくなりました。そのために、電話もかけられない。水を飲むときもムセてしまう」という状態だったのです。

内視鏡《ないしきょう》で声帯を診てみると、左右にある声帯のうち片方が動いていませんでした。そのため、声を出した時に、そこが隙間になってしまい、声がかすれていたのです。

早速、声帯の手術をしたところ、声は出せるようになり、もちろん電話も使えるようになりました。そしてなにより、**液体を飲んでもムセなくなったのです。**

このように、「声」がのどの異常を見つけるきっかけになるケースはたくさんあります。「声」と「飲み込み」は、それだけ切り離せない関係だというわけです。

飲み込み力をキープする意外な方法はウォーキングなどの全身運動にある

ここまで、飲み込み力のキープには、「嚥下」「呼吸」「発声」という3つののどの機能の維持・向上が欠かせないことについて述べてきました。

ただ、じつはもうひとつ、飲み込み力キープのために絶対に低下させてはいけない機能があるのです。

それは、「**体力**」です。

飲み込み力は、全身の体力と相関しています。

すなわち、体力が落ちてくると、飲み込み力もてきめんに落ちてしまうのだということ。とくに、高齢になってから病気やケガで寝込んだりして体力を落としてしまうと、それとともにずるずると嚥下機能を落としていってしまう傾向があります。

自分の体力を調べるひとつの目安には、「**握力**」があります。

80歳前後の方々に協力してもらい、誤嚥なしグループと誤嚥をしているグループに分けて私が調べたところ（次ページ図参照）、「誤嚥をしているグループ」は、**明らかに握力が低かったのです。**

ですから、わたしたちは普段から体力を低下させないように、十分気をつけていかなくてはなりません。

と言っても、特別な運動が必要なわけではありませんから、ご心配なく。

体力低下を防ぐには、日々の食事、睡眠、運動といった自然な営みをしっかり行っていくことが肝心なのです。

言わずもがなのことではありますが、1日3食、バランスのとれた栄養を十分に摂り、日中は精力的に活動して体を動かし、夜はぐっすり眠って疲れを取る——。こうした〝基本〟をしっかり守って、規則的なリズムで毎

握力と飲み込み力の関係(80代)

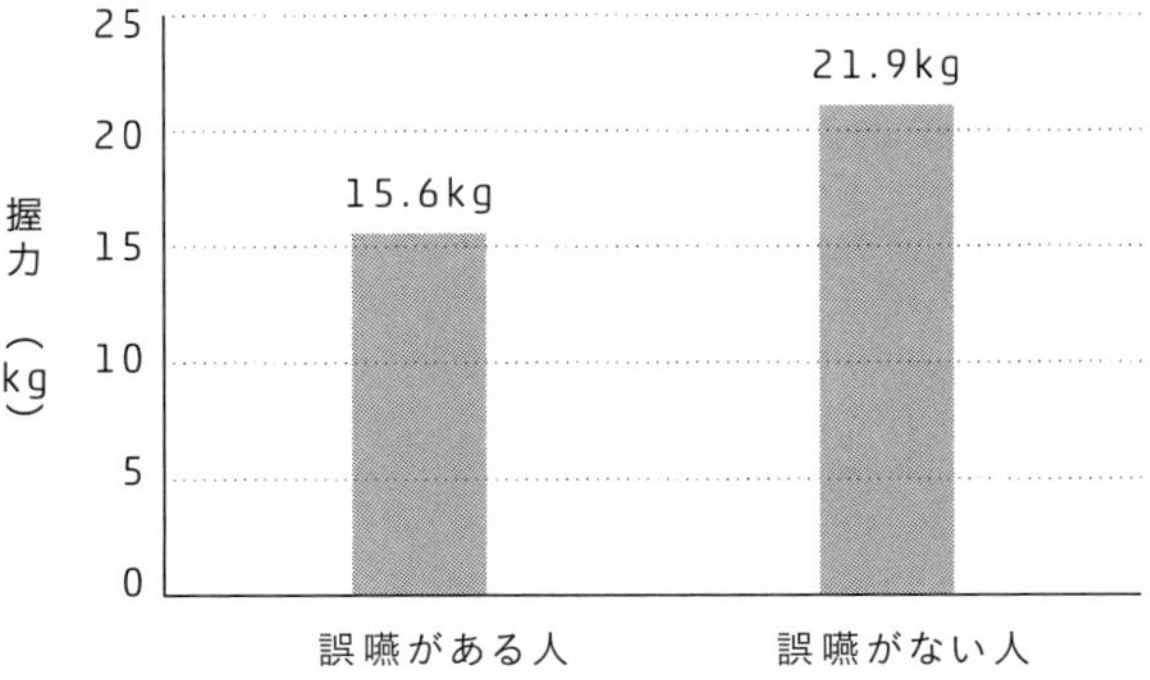

握力は全身の体力を表すバロメーターのひとつ。誤嚥がある人は、体力低下の傾向が見られる(中山書店『嚥下医学:2014改』)。

世代別の「握力」平均値

年齢	男性の平均値	女性の平均値
20-24歳	46.33kg	27.79kg
25-29歳	46.89kg	28.27kg
30-34歳	47.03kg	28.77kg
35-39歳	47.16kg	29.34kg
40-44歳	46.95kg	29.35kg
45-49歳	46.51kg	29.31kg
50-54歳	45.68kg	28.17kg
55-59歳	44.69kg	27.41kg
60-64歳	42.85kg	26.31kg
65-69歳	39.98kg	25.20kg
70-74歳	37.36kg	23.82kg
75-79歳	35.07kg	22.49kg

文部科学省「平成27年度　体力・運動能力調査」より

日を送るようにしてください。

なお、文部科学省の発表している世代別の握力平均値は、前ページの表のようになっています。全身体力の衰えが気になる方は、前ページの表を参考にして、同年代の平均値より上か下か、測ってみてください。

それと、末永く体力をキープしていくためにぜひ習慣にしていただきたいのが「適度な運動」です。

飲み込み力の維持・向上のために、もっとも適しているのは**有酸素運動**。ウォーキング、ジョギング、水泳、エアロビクスなど、酸素を取り入れながら行う運動です。これらの有酸素運動は、体全体を使った全身運動であり、体各部の筋肉をバランスよく使いつつ、体の血行や代謝をよくしていくことができます。また、呼吸機能や肺活量を高める効果も期待できるため、習慣として継続していけば、嚥下機能のキープにつながるのです。

なかでもおすすめなのは、やはり**ウォーキング**です。歩くだけならばいつでもどこでも簡単に行えますし、習慣として継続していきやすいはず。「1日に30分川沿いの道をウォーキングする」「毎朝公園を20分散歩する」といったように自分なりのルールを決めて歩くのでももちろん構いませんが、なるべく日々の生活の延長線上で**小まめに歩く習慣をつける**ことをおすすめします。

たとえば、買い物はちょっと遠いスーパーまで歩いてみるとか、お金を下ろしにいくときにATMまで歩いてみるとか、少し遠い店まで歩いてランチを食べに行くといったように、何か出かける用事や必要ができたときに、できるだけ自分の2本の足を使って移動するように心がけるといいでしょう。

なお、体力維持のためには、少し汗ばむ程度の早歩きをするのがベストとされていますが、決して無理をすることはありません。**いちばん大切なのは、長く続けていくことです**。自分に合ったペースで構わないので、日常の生活の中で「歩く」という運動を途切れさせないことを最優先としてください。

とにかくみなさん、食べるのにも飲み込むのにも体力は必要。歳をとってもしっかり食べ続けていくには、体力を落としてしまってはダメなのです。ぜひ、ウォーキングをはじめとした運動を続けて体力を維持していくようにしてください。そして、全身をしっかり動かして、飲み込み力をキープしていきましょう。

飲み込み力を鍛えれば、寿命は10年延びる！

私はこれまで、飲み込み力が衰えた患者さんを1万人以上診てきています。そうした患者さんには、飲み込み力トレーニングによって嚥下機能を回復させることに成功された方も数多くいらっしゃいます。

たとえば、小林さん（仮名）という女性などは、その典型です。小林さんは、足の骨折で総合病院に入院したものの、歩かないことですぐに体力が落ちてしまい、入院中に誤嚥性肺炎を2回繰り返し、退院してすぐに私のクリニックを訪れました。

のど仏の位置が下がっていたので、第3章で紹介する「シャキア・トレーニング」や「吹き戻し」といった体操を2カ月ほど続けてもらったところ、**のど仏の位置が徐々に上昇し**、ムセも減少してみるみる元気になったのです。

小林さん以外にも、なかには、〝このままだと、誤嚥性肺炎を起こして亡くなるのも時間の問題かもしれないな〟という状態だった方が、食事をちゃんと飲み込めるまでに回復したケースもたくさんあります。しかも、そうやって**嚥下機能が回復したおかげで長生きすることができた**という方も少なからずいらっしゃいます。命が危ぶまれるくらいの状態であったのが、のどの機能を回復させることによって延命できたわけですから、いわば「寿命が延びた」わけです。

80代のある患者さんは、脳卒中の既往があり、私のクリニックへ来られる前の1年間で、体重が10キロも減っていました。栄養不足に陥っているのは明らかで、一般論でいえば、「余命わずか」と思われるような衰弱のしかたです。

聞けば、総合病院で脳外科、内科、消化器科などを**転々と渡り歩いた**にも関わらず、**原因はわからなかった**そうです。食事の途中で「痰と咳が出てくるので、物が食べられない」、と困り果てて、私の元へと受診に来られました。

そこでその患者さんに、これまでに説明してきたような「飲み込み力」をつける習慣を実践してもらったところ、驚くべき結果がもたらされたのです。

1カ月後には体重が戻り始め、健康状態もどんどん快方へ向かっていきました。ついには「**余命わずか」の状態から数えて10年、90代まで元気に生き続け、**健康長寿の生涯をまっとうできたのです。

私が診てきたこういった患者さんは、ほとんどが70代、80代の高齢者です。患者さんのなかにはかなり体力が落ちていたり寝たきり寸前だったりする方もいらっしゃるので一概には言えないのですが、ある程度体力が残っている人がしっかり「飲み込み力をつけるトレーニング」に取り組めば、70代、80代からでも**だいたい数年は寿命が**

延びると言っていいでしょう。

しかし私は、早い段階で「飲み込み力をつけるトレーニング」をスタートすれば、もっと寿命を延ばすことが可能だと思っています。

40代、50代、60代からトレーニングをスタートすれば、10年は寿命を延ばせると言ってもいいのではないでしょうか。

前の章でも述べたように、のど仏は早くも40代から下がり始めています。また、50代、60代くらいになると、少しずつ「飲み込み力低下のサイン」が現われてくるようになります。ただ、こうした〝飲み込む力が落ちてきたのかな〟というあたりでちゃんとトレーニングをスタートすれば、早い段階でのどの機能低下にストップをかけることができるでしょうし、高齢になってものどの機能をしっかりとキープしていくことができるでしょう。

そうやって早い段階でのどの力をつけていけば、わたしたちは着実に寿命を延ばしていくことができるはず。きっと、それを早くから行った人とまったく行わなかった人とでは、**寿命にかなりの差がつくでしょう。**もしかしたら、10年どころではなく、もっと差がつくことになるかもしれません。

先に述べたように、のどには人間が生きていくうえで欠かせない機能が集中しています。「嚥下」「呼吸」「発声」――のどがしっかりと健やかに機能しているからこそ、わたしたちは日々生命活動を行うことができ、人生をより長く生きていくことができるのです。

ですからみなさん、できるだけ早い段階から、のどを鍛えるようにしていきましょう。次の章で紹介するトレーニングでしっかり飲み込み力をつけて、「人間が生きるうえで欠かせない機能」をできるだけ長持ちさせるようにしていきましょう。

みなさん、寿命を延ばせるかどうか、健康長寿を実現できるかどうかは、のどの力がカギを握っているのです。さあ、のどの力をつけて、自分の生命をより長く輝かせていくようにしましょう。

第3章

飲み込み力がアップする8つの「のど体操」

8つのメニューから3つ選んでトレーニングをスタートしよう

この章では、「飲み込み力」をつけるためのトレーニングの方法を具体的にご紹介していくことにしましょう。

飲み込み力をつけるトレーニングには、大きく3つの柱があります。それが次の3つです。

のどの筋トレ——飲み込み力をつけるには、のど仏を上下させている喉頭挙上筋群《こうとうきょじょうきんぐん》を鍛えるのがカギとなります。のどの筋トレは、この喉頭挙上筋群をはじめとしたのどの筋肉を鍛えることに狙いを定めた筋力トレーニングです。

呼吸トレ――飲み込み力をキープしていくには、呼吸機能を衰えさせてしまってはいけません。呼吸トレは、呼吸機能を維持・向上させていくためのトレーニングです。

発声トレ――嚥下と発声は、ほぼ同じ筋肉を使っています。だから、しっかり歌ったり声を出したりすることは、飲み込む力をつけることにつながるのです。発声トレは、声を出すことで嚥下機能を向上させることを狙ったトレーニングです。

これから、それぞれの柱ごとのトレーニング・メニューをご紹介していくわけですが、その前にいくつか注意事項を挙げておきましょう。

ご紹介するトレーニング・メニューは、全部で8項目あります。どれもハードルの高いものではありません。どのメニューも、高齢の方でも無理なく実践できるように低めのハードルに設定されています。

おそらく、このハードルの低さだと、40代、50代、60代の方は少し物足りなく感じてしまうかもしれません。しかし、決して甘く見ることなく、日々継続していくようにしてください。

そもそも、トレーニングというものは、**ハードルが低めのメニューを長く続けていくのが、**もっともいい結果につながりやすいのです。筋トレなどの場合も、往々にして〝ラクに感じるくらいの軽いメニューだけど、長い間、毎日コツコツと続けていたら、いつの間にかこんなに鍛えられていた〟という結果になるものですよね。のどのトレーニングも同じであり、軽いメニューを長くコツコツと続けていくほうが、着実に飲み込み力の維持・向上につながっていくのです。

ですから、ラクにできるからといってバカにすることなく、日々の習慣にしていくようにしてください。きっと、いま、軽いトレーニングを地道に続けた恩恵は、10年、20年経ち、みなさんが高齢になったときに「衰えを知らない飲み込み力」となって現われてくることでしょう。

なお、8つのメニューは以下の通りです。

【のどの筋トレ】
メニュー1　ごっくんトレーニング
メニュー2　シャキア・トレーニング
【呼吸トレ】
メニュー3　ペットボトル体操
メニュー4　風船ふくらまし&吹き戻し
メニュー5　吹き矢
メニュー6　口すぼめ呼吸
【発声トレ】
メニュー7　ハイトーンボイス・カラオケ
メニュー8　のど仏スクワット

これら8つは、全部やらなければいけないわけではありません。

まず、**【のどの筋トレ】**のメニュー1~2から、**どちらかひとつ**を行ってください。

同様に**【呼吸トレ】**のメニュー3~6から、**ひとつ**選んで行います。

そして**【発声トレ】**のメニュー7~8からも**ひとつ**。

つまり、「8つのメニューから、3つを選んで行う」のを、基本にしていけばいいわけです。それぞれ自分に合ったものを選ぶといいでしょう。もっとも、いつも「同じ3つのメニュー」を行うのではなく、たまに別のメニューに変えたり、週ごとにローテーションを組んで、順に試していったりするのもOK。そのほうが、飽きずに楽しみながらトレーニングを続けていくことができるはずです。


それと、3つのメニューは、できれば毎日行いましょう。

自分が決めた時間に3つとも行ってしまうのでもいいし、朝、昼、晩にひとつずつなど、分けて行ってもいい。効果に違いはありません。

とはいえ、家事に、仕事に、プライベートに、皆さん忙しい毎日かと思います。ついつい三日坊主になってしまう人も多いでしょう。そんな人はメニュー1の「ごっくんトレーニング」だけでも毎日行えば**OK**です。およそ3～5分でできますから、ちょっとしたテレビ番組の空き時間などで、**1日3～5分だけでも続けましょう。**

また、体調が悪い日は休んでも構いません。めちゃくちゃ忙しい日や泊りがけの旅行に出かけた日などもパスしてOKです。たまに休むのは構わないので、その後必ずトレーニングを再開しましょう。

とにかく、いちばん大事なのは長く継続していくこと。ぜひ、「このトレーニングを続けることが将来の健康長寿につながっていくのだ」と心得て、習慣を途絶えさせないようにしてください。

さあ、それでは、順次トレーニング・メニューをご紹介していくことにしましょう。

のどの筋トレ

メニュー1

ごっくんトレーニング

飲み込み力をつけるための基礎運動

最初にご紹介するのは「**ごっくんトレーニング**」です。

これが飲み込み力をつけるための「**もっとも基本となるトレーニング**」だと思ってください。

ごっくんトレーニングは、のどを刺激するさまざまなストレッチや体操が組み合わさっていて、これらをすべて行うことにより、飲み込む力を**総合的にベースアップ**するようにできています。

のどの筋肉、首の筋肉、口、頬、舌など、飲み込みに関係してくる各部位を動かしてストレッチし、それぞれの部位の動きをよくして、トータルでみて嚥下運動をスムーズにしていくのです。

一連の手順のなかでも、メインとなるのは、①の「**嚥下おでこ体操**」と②の「**あご持ち上げ体操**」です。このふたつは「のど仏を上下させている筋肉（喉頭挙上筋群）」をダイレクトに鍛えるための「のどの筋トレ」になります。

おでこと手、あごと手で「押し合いっこ」をすることにより、のど仏の周囲に力が加わって喉頭挙上筋群が鍛えられます。

一見簡単なトレーニングですが、日々繰り返し行うことで着実にのどの筋肉が鍛えられていきますので、ぜひ手を抜かずに実践するようにしてください。では、順番にチャレンジしてみましょう！

①「嚥下《えんげ》おでこ体操」を行う

おでこに「手根部《しゅこんぶ》」を当てて、おでこと手で**押し合いっこ**をする体操です。頭のほうはおへそをのぞき込むような恰好で下方向へ強く力を込めていき、手根部のほうは上方向へ力を込め、頭に負けないくらいの力でおでこを押し戻していくのです。「手の平」ではしっかり力を込められないので、「手根部」での押し合いっこが原則です。

そして、押し合っている状態を5秒間キープ。これを1セット10回。毎食前に1セット行い、朝、昼、夜で合計3セット行いましょう。自分で歩けないほど体力が落ちている人は、食前に行うと疲れてしまうので、食事と食事の間に行いましょう。

なお、この「**嚥下おでこ体操**」は、グッと力を入れて押し合ったときに、**のど仏あたりに力が入っているように感じられるのがベスト**。継続により、**のど仏**の筋肉が鍛えられていくのです。テレビを見ながら、入浴中など、暇を見つけては行うとなお良いでしょう。

嚥下おでこ体操

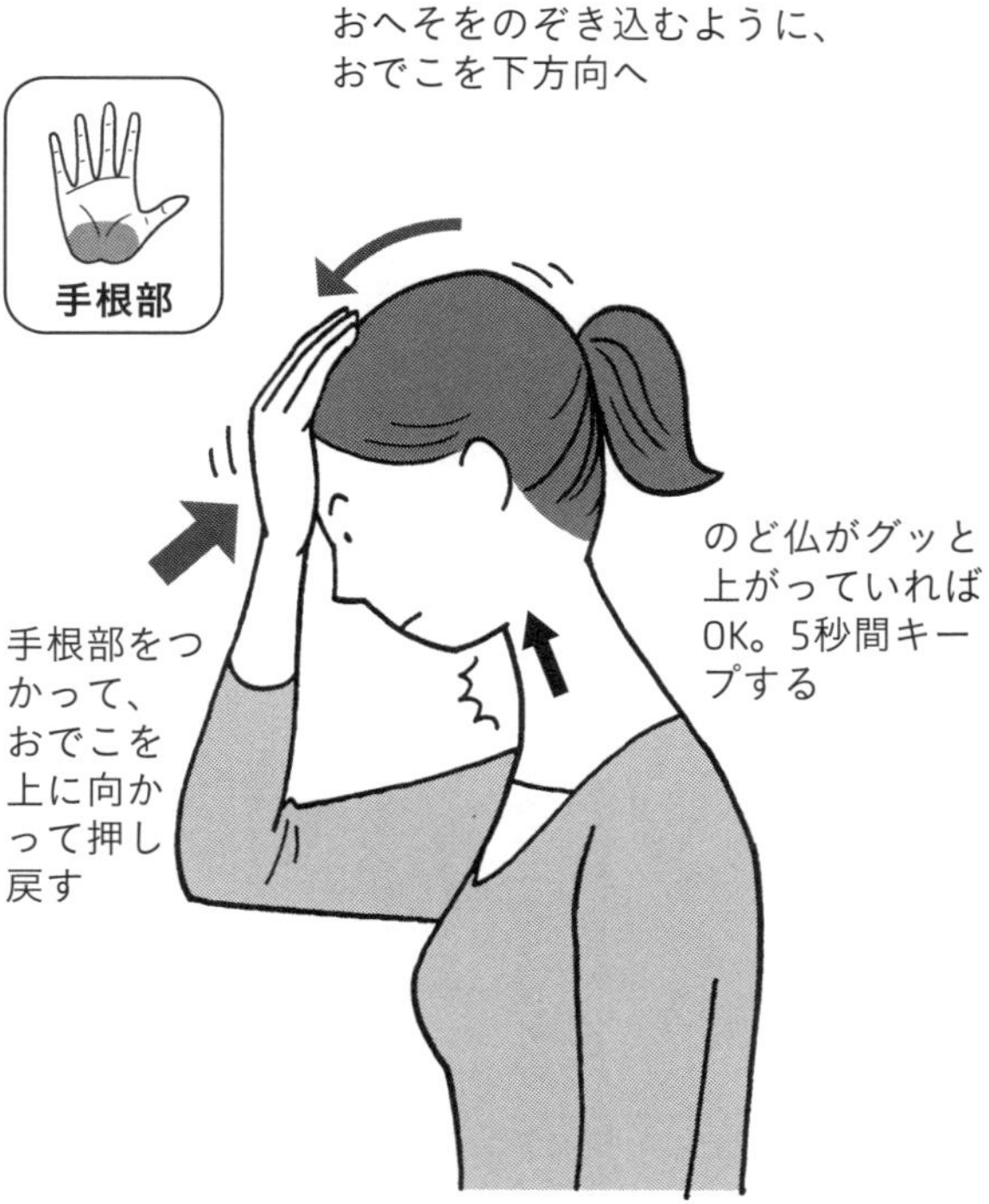
おへそをのぞき込むように、
おでこを下方向へ
手根部
のど仏がグッと
上がっていれば
OK。5秒間キー
プする
手根部をつ
かって、
おでこを
上に向か
って押し
戻す

毎食前や空き時間に5〜10回行う

②「あご持ち上げ体操」を行う

こちらは、あご先に両手の親指を当てて、**押し合いっこ**をする体操です。頭のほうは、あごを引き、顔を下へ向けて下方向へ力を込めていきます。手のほうは親指に力を入れて、あごを持ち上げるように押し返していきます。

前ページの「嚥下おでこ体操」と同様に、押し合っている状態を5秒間キープ。これを1セット10回。毎食前に1セット行い、朝、昼、夜で合計3セット行いましょう。前ページと同じく、自分で歩けないほど体力が落ちている人は、食事と食事の間に行いましょう。この場合も、強く押し合っているときに、**のど仏周辺に力が入るようにしていくのがコツ**。日々繰り返すことにより、**のど仏**を上下させる筋肉が鍛えられていくはずです。

あごの下にゴムボールを挟んで、あごでボールを押し込む方法でも、同じような効果が得られます。ちょっとした空き時間で暇を見ては行いましょう。

あご持ち上げ体操（頸部等尺性収縮技法）

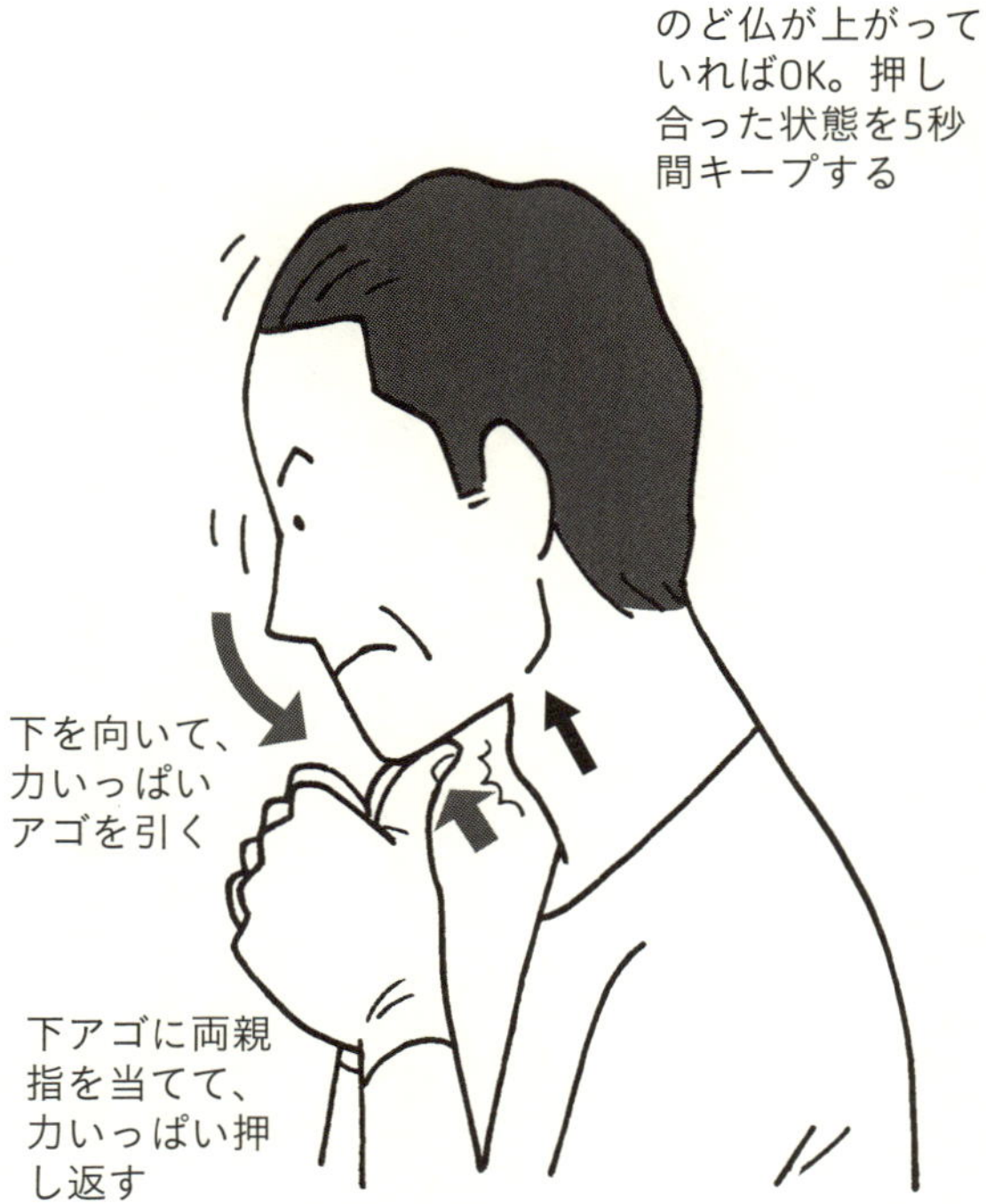
のど仏が上がって
いればOK。押し
合った状態を5秒
間キープする
下を向いて、
力いっぱい
アゴを引く
下アゴに両親
指を当てて、
力いっぱい押
し返す

毎食前や空き時間に5〜10回行う

③「のどE《イー》体操」を行う

アルファベットの「E」を「**イィ〜」と長く発声させる感じで、口を横に伸ばします。5秒**ほど奥歯を食いしばるように力を入れて、**のどの筋肉**を緊張させましょう。

声を出す必要はありませんが、やりやすければ「イィ〜」と声を出しても構いません。のど仏を上げることを意識しながら、**5〜10回**行いましょう。喉頭挙上筋群がてきめんに鍛えられます。

また、②「あご持ち上げ体操」と同時に、この「のどE体操」をするのもおすすめです。首のシワを薄くする効果や、小顔効果も期待できそうです。

のどE体操

イイ〜
口を横に広げて「ィィ〜」と力を入れる
のど周辺に力が入った状態を5秒間キープする

毎食前や空き時間に5〜10回行う

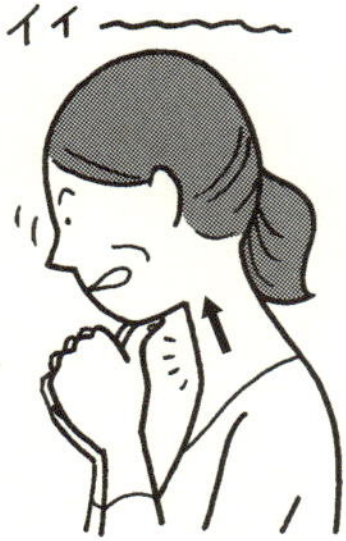
イイ〜
106ページで紹介した「あご持ち上げ体操」と同時に行えば、効率よく喉頭挙上筋群が鍛えられる

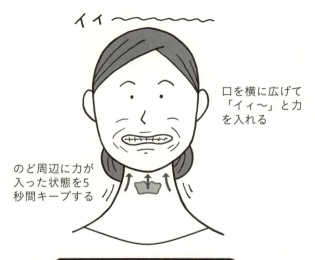

④「シンク・スワロー」でカラ嚥下を行う

お次は「**カラ（空）嚥下**」です。カラ嚥下とは、つばを飲み込むこと。この際、「シンク・スワロー」、すなわち、つばを飲み込むことにできるだけ意識を集中するようにしましょう。一連のごっくんトレーニングを行ったことによって「より飲み込み力が鍛えられた」という意識を持ちつつ、2～3回、ゆっくり飲み込むようにしてください。

⑤深呼吸をする

口から長くゆっくりと息を吐いていき、吐ききったら鼻から息を吸っていきます。できるだけゆったりと、深く呼吸をするのがコツ。これを2～3回繰り返します。

⑥首を左右に倒す

首のストレッチです。ゆっくりと真横に首を倒し、これ以上倒れないというところまできたら**1秒静止**します。これを**左右2～3回**繰り返してください。

⑦ 首を大きく回す

大きく首を回して、首の筋肉をほぐしていきます。左回り、右回り、ともに**2～3回繰り返しましょう。**首まわりの筋肉が固まっていると、のど仏を持ち上げる筋肉も動きが悪くなります。ですから、のど仏の動きをよくするためにも、首まわりの筋肉もしっかりほぐしましょう。

⑧ 「舌出し体操」を行う

口の次は、舌の体操です。まずは口を開いて思いっきり舌を突き出します。そして、「**上**」「**下**」「**左**」「**右**」の順に舌を動かしていきましょう。それぞれの方向へ、突き出した舌を曲げられるだけ曲げてください。これを**2～3回**繰り返します。

⑨「胸張り腕上げ体操」を行う

体の後ろで手を組んで、胸を張りながらゆっくり両腕を上げていきます（左図）。このとき、顔を上げ、背中の肩甲骨をギューッとくっつけるような要領で、できるだけ体を反らせるようにしましょう。両腕がこれ以上上がらないところまで来たら10秒静止。これを2～3回繰り返します。この「腕上げ胸張り体操」を行うと、首や肩、背中の筋肉がほぐれ、同時に胸郭を広げることができて、呼吸機能が改善されます。

⑩深呼吸を行う

最後に、**深呼吸**をもう一度行います。⑤のときと同様に、口からゆっくりと息を吐き、鼻からゆっくりと息を吸います。**2～3回**深呼吸を繰り返したら、以上でごっくんトレーニングは終了です。

このごっくんトレーニングは、高齢になって嚥下機能がかなり落ちてしまった方は、①～⑩をひと通り、**毎食前に行う**ことをおすすめします。食べる前に行えば、のど、口、舌が効率的にほぐれてくるので、より誤嚥をしにくくなるはず。また、この

胸張り腕上げ体操

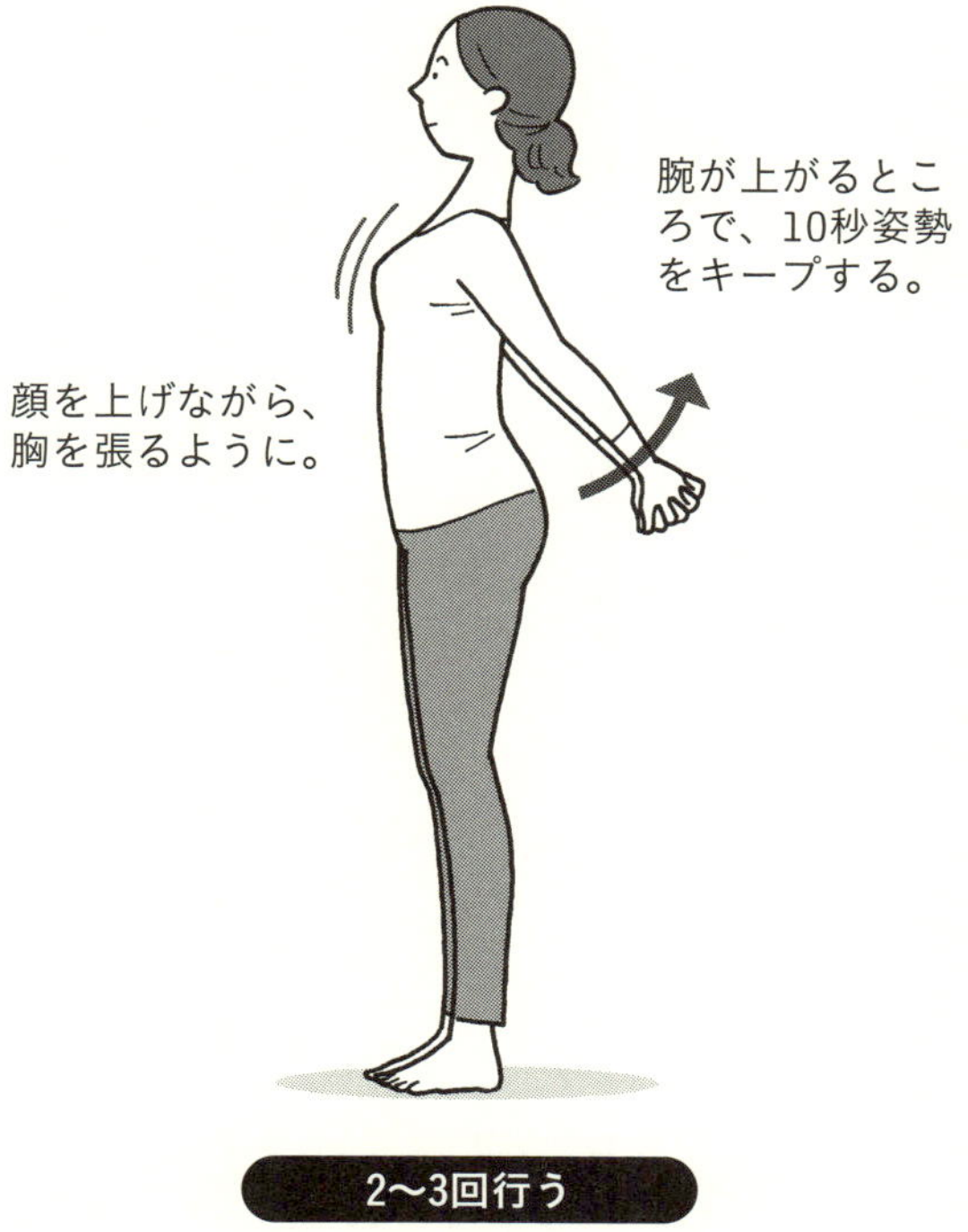
腕が上がるところで、10秒姿勢をキープする。
顔を上げながら、胸を張るように。
2〜3回行う

①〜⑩を1日3セットやっていれば、弱ってきた飲み込み力を底上げして嚥下機能を回復させていくのにも効果を発揮してくれるでしょう。

一方、まだそれほど嚥下機能が衰えていない**40代〜60代**の方は、朝でも夜でも構わないので、**1日1セット**を習慣にすることをおすすめします。仕事や家事も忙しい世代なので、毎食前に行うのは厳しいでしょうから、1セットでOKです。

もしそれでも大変であれば、①「嚥下おでこ体操」から④「カラ嚥下」までの4つだけでも構いません。それなら**たったの2〜3分**で行えますね。たとえ1日2〜3分でも、日々コツコツとトレーニングを積み重ねていけば、いずれ飲み込み力低下を防ぐ大きな力となっていくはずです。

のどの筋トレ

メニュー2

シャキア・トレーニング

のどの筋肉を強化するいちばんシンプルな運動

「のどの筋トレ」のふたつめは「**シャキア・トレーニング**」です。

このトレーニングは、アメリカのシャキア医師が考案したトレーニングであり、のどの筋肉を鍛える訓練法として、世界各国の医療機関で取り入れられています。言わば、すでにトレーニング効果はお墨付きとなっている〝**定番メニュー**〟と言っていいでしょう。

やり方はいたって簡単です。まず、布団やマットなどに枕をしないでまっすぐ仰向けになります。そして、両肩をつけたまま、頭だけをゆっくり上げて自分のつま先を見るのです。できるだけ頭を高く上げたら、そのポイントで**30秒～1分間静止**し、その後、頭をゆっくり下ろします。これを5～10回繰り返して終了です。

このトレーニングを行うと、首・のどの筋肉の全体的に力が入ることになり、これ

シャキア・トレーニング

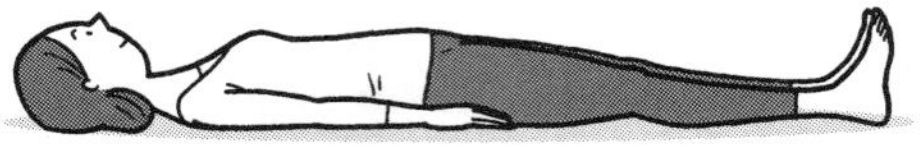

力を抜いてリラックスした状態で仰向けになる。

頭だけを持ち上げて、つま先を見るような姿勢を30秒〜1分間キープする。

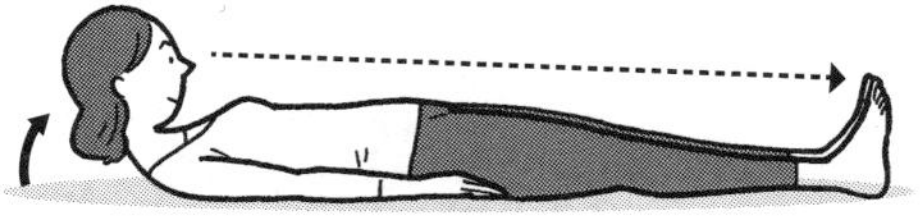

両肩は床につけたままにする。

1セットあたり5〜10回、1日2〜3セット行う

★注意点★
頸椎症などの首の疾患がある人、高血圧症の人は、行ってはいけません。

により、**のど仏を上下させている喉頭挙上筋群が鍛えられます。**一見、寝ながら首を上げ下げしているだけに見えますが、いざ実践してみると、頭を30秒～1分上げ続けるのをしんどく感じる方もいると思います。もし、きつく感じる場合は、頭を上げる時間を短くして、回数も少なめで始めましょう。たとえば「10秒を2～3回」からスタートして、慣れてきたら回数を増やしていくようにするといいでしょう。1日3セット行えればベストですが、日中に横になれる機会はそう多くないでしょう。まずは起床後と就寝前、1日2セットを習慣づけてください。

また、メニュー1の「ごっくんトレーニング」と一緒に行えば、よりいっそう筋トレ効果を上げることができると思います。ふたつの「のどの筋トレ」は、飲み込み力をつけるトレーニングの基本です。両方できれば最高ですが、少なくともどちらかひとつは毎日欠かさず行うようにしてください。

ただし、シャキア・トレーニングは、**頸椎症《けいついしょう》やムチ打ちなど、首に疾患をお持ちの方や、高血圧症の方は行うことができません。**該当する方は、代わりにメニュー1の「①嚥下おでこ体操」を入念に行うようにするといいでしょう。

呼吸トレ

メニュー3

ペットボトル体操

ふくらませたりしぼませたりして肺活量アップ

次は、呼吸トレです。

ペットボトル体操は、カラになったペットボトルをふくらませたりしぼませたりして肺活量を鍛えるトレーニングです。

まず、ペットボトルを口にくわえ、思いっきり息を吸ってクシャッと縮んでペシャンコになるまでしぼませます。その後、思いっきり息を吐いてパンパンになるまでふくらませていきます。吸うときにはおなかが苦しくなるくらいまで吸って、吐くときには肺の中の空気をすべて出し切るくらいのつもりで吐くのがコツ。これを**5回ほど繰り返してください**。

なお、このトレーニングでは、自分の肺活量のレベルに合ったペットボトルを選んでいくことが必要です。

選ぶポイントは、**ペットボトルの材質と容量**。のどの機能や呼吸機能がかなり衰えている人や高齢の人は、ミネラルウォーターなどの**柔らかい材質**でできたペットボトル500mℓからスタートするといいでしょう。あの柔らかい材質と少なめの容量であれば、かなり肺活量が落ちていても比較的ラクにできるはずです。

そして、慣れてきたら、「材質が固めの500mℓペットボトル」や「材質の柔らかい1ℓ入りのペットボトル」にチャレンジして、少しずつハードルを上げていくといいと思います。

いちばんハードルが高いのは「2ℓや1・5ℓ入りの材質の固いペットボトル」です。肺活量が落ちていない方々であれば、これをふくらませたりしぼませたりすることも十分可能なはずです。

このペットボトル体操であれば、簡単かつ効率的に肺活量を鍛えられます。**肺活量のトレーニングは、着実に嚥下機能の維持・向上につながっていきます**。ぜひ、日々の習慣にして、着実に呼吸機能・嚥下機能をつけていくようにしてください。

呼吸トレ

メニュー4

軽くふくらませられる肺活量を維持しておこう

風船ふくらまし&吹き戻し

みなさん経験的におわかりいただけると思いますが、風船をふくらませるときってわりと肺活量が必要なものですよね。とくにゴムが硬い風船は、最初ある程度ふくらむまでにけっこうがんばって息を吹き込まなくてはなりません。

ただ、呼吸機能や嚥下機能をずっと健やかにキープしていくためには、風船をラクにふくらませられるくらいの肺活量は維持しておきたいところ。言わば、**風船をすんなりとふくらませられるかどうかは、飲み込み力維持のひとつの目安**のようなものなのです。

そして、普段からトレーニングとして定期的に風船をふくらませるようにしていれば、肺活量を維持していくことができることになります。早い段階から習慣づけてお

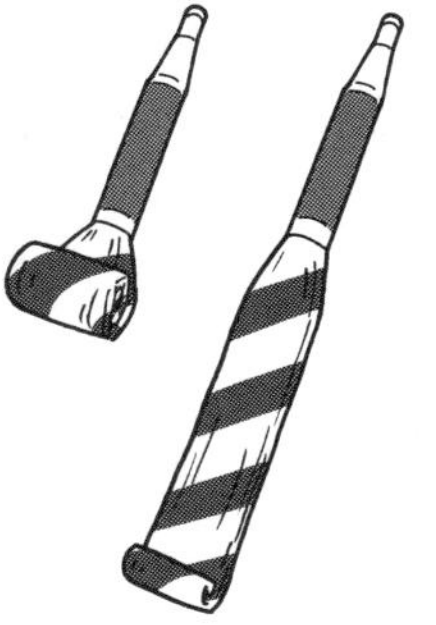

「吹き戻し」を続けるだけでも、呼吸機能を取り戻すことができる。

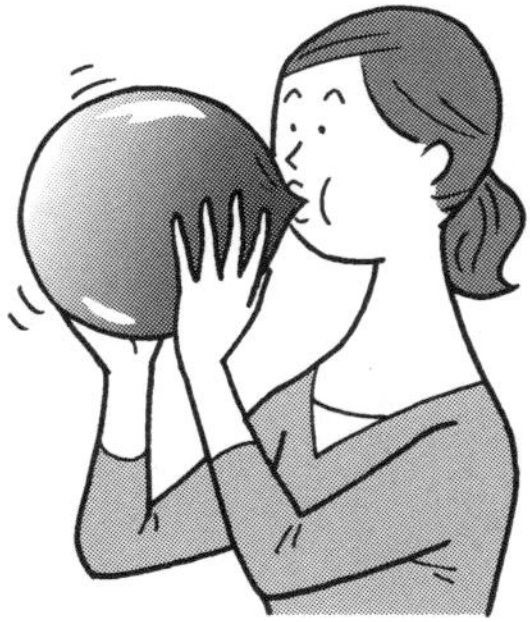

「風船」は、安くて、気軽に、楽しくできる優れた呼吸トレーニング。

いて、高齢になるまで継続していけば、少なくとも「風船をふくらませられるだけの肺活量」はキープできるというわけですね。

風船は100円ショップなどに行けば、安くたくさん手に入れることができます。それに、1個の風船を何度も使い回すこともできます。ですから、「1日に1回ふくらませる」から始めて、「1週間に1回、連続3つふくらませる」「1カ月に10回をノルマにする」といったように、自分なりのルールを決めて「風船ふくらましトレーニング」を行うようにしてみてください。

なお、「風船なんか、とてもふくらませられない」というくらい肺活量が落ちてしまった方には、**「吹き戻し」**をおすすめしています。

吹き戻しは、よくお祭りの屋台などで売られているおもちゃ(昔は「ピー」と音が鳴りました)ですが、これもいまは100円ショップなどで簡単に入手することができます。

吹き戻しなら、風船と違ってプーッと軽く息を吹くだけで伸ばすことができます。

とくに、呼吸機能や嚥下機能がめっきりと落ちて、誤嚥が心配になってきたような場合は、これを行うだけで**「しっかり息を吐く」という機能が取り戻されてくるようになります**。きっと、誤嚥防止に役立つはずです。

呼吸トレ

メニュー５

吹き矢

楽しみながら呼吸機能をトレーニングしよう

最近、「スポーツ吹き矢」が流行っているそうです。

これは、5～10m離れた的《まと》に息を吹いて矢を放ち、得点を競うスポーツ。肺活量がものをいうスポーツですから、これを趣味や習い事として始めれば、当然、呼吸機能が鍛えられ、嚥下機能の維持にも役立つはずです。

このスポーツ吹き矢であれば、高齢者でも参加できるし、仲間とともにゲーム感覚で楽しみながら肺活量を向上させられるでしょう。近頃は全国各地のカルチャーセンターなど、学べる教室が増えてきているようなので、興味のある方はぜひトライしてみてはいかがでしょうか。

なお、こうした教室に参加しなくても、吹き矢を自己流で楽しむのもいいと思います。吹き矢は、筒と矢と的があれば誰でもすぐに始めることができます。これらの用具はインターネットやスポーツ用品店などで購入することができるので、入手のうえ自宅などでチャレンジして、日々トレーニングを重ねていくのでもいいのではないでしょうか。

また、ごく簡単な吹き矢であれば、**手づくり**をするのも可能です。

筒はラップの芯などを使い、矢は新聞紙などを丸め、テープを巻いて固めたものを使います。的はペットボトルとか立てかけた雑誌とか、何でも構い

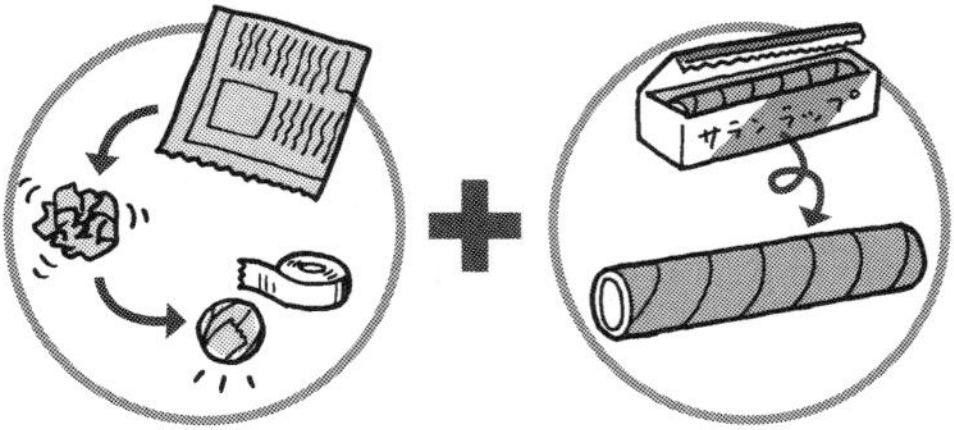

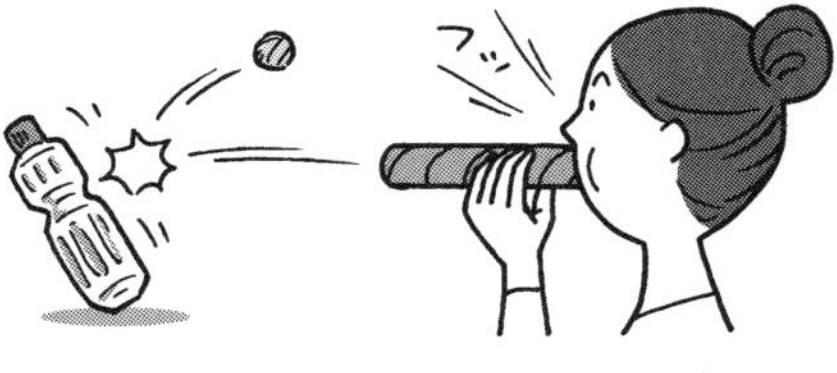

ません。これらを用いて、勢いよく息を吐いて筒から矢を放ち、的に当てられるかどうかを楽しむのです。的に当てなくても、家族などと一緒にどれだけ遠く飛ばせるかを競うのもいいでしょう。もし高齢の方でお孫さんがいらっしゃるなら、お孫さんと競ったりするのもいいかもしれませんね。

この「手作り吹き矢」であれば、車いすの状態でもできますし、ベッドやふとんに半身を起こした状態からでもできます。ですから、足腰が弱ったり体力が落ちたりして誤嚥が心配されるようになってきた方が、呼吸や嚥下の力を取り戻していくためのトレーニングとしてもおすすめだと思います。

ぜひみなさんも、呼吸トレ・嚥下トレを兼ねたレクリエーションとして、「吹き矢」の導入を検討してみてはいかがでしょう。ただし、**くれぐれも、周囲に人がいないか安全確認して、決してケガをしないように自己責任で行ってください。**

吹き矢のほかに、ハーモニカや尺八、トランペットといった吹奏楽器も、呼吸トレーニングにはおすすめです。これを機に、音楽の演奏までできるようになれば、長く楽しく続けられるかもしれませんね。

呼吸トレ

メニュー6

口すぼめ呼吸

いつでもどこでもできる呼吸トレ

飲み込み力を長くキープしていくには、普段の呼吸の〝深さ〟がけっこう大きなポイントになります。

浅い呼吸だと、小まめに息を出し入れするため、食事中にも無意識に吸ってしまい、誤嚥のリスクを高めることにつながってしまいます。ですから、歳をとっても誤嚥をしない飲み込み力をつけるには、普段からなるべく深く呼吸する習慣を身につけていくほうがいいのです。

そして、深い呼吸を身につけるための定番トレーニングが「**口すぼめ呼吸**」です。みなさんすでにご存じかもしれませんが、一応、口すぼめ呼吸のやり方をご紹介しておきましょう。

①軽く口をすぼめてゆっくりと口から息を吐きます。肺の中の空気を全部外に出し切るようなつもりで吐きましょう。また、この際、おなかが徐々に引っ込むように気をつけてください。

②次に、鼻から深く息を吸います。このとき、おなかがふくらむように気をつけてください。

③再び口をすぼめて口から息を吐きます。吐く時間が吸う時間の2倍くらいになるように、長くゆっくりと息を吐き出してください。

あとは、①~③を繰り返していくだけ。最初、慣れないうちは、おなかに手を当てて、おなかの動きを確認しながら行うといいでしょう。日常的に行うようにしていれば、次第に深く呼吸をする習慣が身についてくるはずです。

とにかく、口すぼめ呼吸はいつでもどこでも行うことができるので、日々の生活にうまく取り入れて、小まめに行うようにしてください。たとえば、朝、顔を洗った後に必ず1～2分行うようにするとか、電車を待つ間に行うとか、オフィスで仕事をスタートする前の習慣にするとか、自分のライフスタイルに合わせて行うようにしていくといいのではないでしょうか。

なお、118～128ページでご紹介した【呼吸トレ】メニュー3～6については、心疾患のある人は血圧が変動することがあります。ですから始める前に、主治医にひと言相談したうえで行うようにしてください。

発声トレ
メニュー7
歌好きには一石二鳥の「のど運動」
ハイトーンボイス・カラオケ

では、発声トレに移りましょう。

まずは、カラオケです。先にも述べたように、カラオケは飲み込み力をキープしていくには非常に有効な手段。しっかり声を出して歌っていると、呼吸器が鍛えられますし、嚥下機能のカギを握っている**「のど仏の筋肉」をたいへん効率よく鍛えることができるのです。**

もっとも、ただ漫然と歌っているだけではもったいない。じつは、カラオケの「飲み込み力トレーニング効果」を十二分に引き出していくには、歌い方や選曲にちょっとしたコツがあるのです。

そのコツとは、**「高い声を出して歌うこと」**。

みなさん、のど仏に手を当てながら声を出して試してみてください。のど仏は高い声を出すと上がって、低い声を出すと下がります。

のど仏の筋肉・喉頭挙上筋群を鍛えるには、この上下運動をしっかり行っていくことがポイント。ですから、カラオケの際、できるだけ高い声で歌ったり、キーの高い曲を選曲したりして、のど仏をしっかり上げ、さかんに上下させるようにしていくといいわけです。

つまり、「ハイトーンボイス」でカラオケをするのがおすすめなのです。みなさんも、たとえば「週1回は、友達とカラオケに行って高い声で歌う」「お風呂の中で1曲高い声で歌う」「車の中でカーステレオに合わせて高い声で歌う」「健康のため、休日は〝ひとりカラオケ〟をして高い声で歌う」といったように、積極的にハイトーンボイスで歌うようにしてみてはどうでしょう。

普段からハイトーンボイスで歌っていれば、位置が下がってきているのど仏も、筋力がつくにつれだんだん上がっていくようになります。そうすれば、誤嚥のリスクが低下するのはもちろん、歳をとっても末永く飲み込み力をキープしていける可能性が高まるのです。

ただ、ひとつだけ注意しておくと、あまりに張り切りすぎて歌ってばかりいるのは禁物。徹夜で歌ったり毎日歌ったりしてあまりにのどを酷使していると、のどを痛めたり、カラオケポリープをつくったりすることにもなりかねません。あくまで「適度に歌う」ことを心がけてください。

とにかく、このトレーニングならば、カラオケを楽しむことができるし、歌もうまくなるし、のどの健康もアップさせることができる。こんなに都合のいいトレーニングはそうそうありません。ぜひ、高らかに歌いつつ、のどの筋肉を鍛えていくようにしましょう。

参考までに、いくつか「高い声を出すのにおすすめの曲」と歌手をリストアップしておきます。若向きの曲が少なく、懐メロ系中心の選曲で恐縮ですが、ぜひみなさんも自分の好きな高音の曲を探してみてください。

〈上級者向き〉

『**大都会**』クリスタルキング／オープニングの高音が出せたら拍手喝采！

『**もののけ姫**』米良美一／高声で歌いこなせたら、どんな人にも自慢できます。

『**Forever Love**』X JAPAN／歌えたら子供や孫から尊敬されます。

『**さくら**』森山直太朗／高い裏声を出すのがかなり難しいです。

〈中級者向き〉

『**Automatic**』宇多田ヒカル／メロディー変化の多い曲ですが、高い声をキープしてついていきましょう。

『**たしかなこと**』小田和正／オフコースの曲、小田さんの曲はどれも透き通るような高音。たいへん練習になります。

『**CAN YOU CELEBRATE?**』安室奈美恵／長い歌なので、肺活量のトレーニングにもいいです。

『**愛のメモリー**』松崎しげる／フィナーレの「アー、アアアアーっ」まで力強く歌うようにしましょう。

〈初心者向き〉

『少年時代』井上陽水／陽水さんのように、高い声でしっとりと歌い上げましょう。

『春よ、来い』松任谷由実／ユーミンの歌はキーが高く、練習にもってこいです。

『津軽海峡・冬景色』石川さゆり／低音も高音も、こぶしを効かせて歌いましょう。

『世界に一つだけの花』ＳＭＡＰ／なるべく高い声で歌えるように練習しましょう。

発声トレ

メニュー8

のど仏スクワット

のどの上下運動がはっきりわかる発声法

のど仏は高い声を出すと上がり、低い声を出しているときには下がります。

ですから、「高い声」と「低い声」を交互に繰り返し出し続けていれば、のど仏はそのたびごとに上がったり下がったりを繰り返し、それによってのどの筋肉（喉頭挙上筋群）が鍛えられることになります。

メニュー8の「**のど仏スクワット**」は、発声練習によってこの上下運動を行い、のどの筋肉を鍛えていこうというメソッド。**発声をするたびにのど仏が上がったり下がったりする様子**が、どこか筋トレのスクワットに似ているのでこういう名がつけられています。

この「のど仏スクワット」は、よく演劇部などが行っている一般的な発声練習をアレンジしたものです。演劇部の部員は、より滑舌や声の通りをよくするために、「ア・エ・イ・ウ・エ・オ・ア・オ」「カ・ケ・キ・ク・ケ・コ・カ・コ」と大きな声で発声するトレーニングをやるものですよね。要するに、あの発声練習を「高低」をつけて行うのです。

すなわち、「**ア**」「**イ**」「**エ**」を発声するときには**思いっきり高い声**を出して、「**ウ**」「**オ**」を発声するときには**思いっきり低い声**を出すようにする。「ア（高）」→「エ（高）」→「イ（高）」→「ウ（低）」→「エ（高）」→「オ（低）」→「ア（高）」→「オ（低）」と発声していくわけです。

コツは「できるだけ大きな声ではっきり発音すること」と、「できるだけ高低差をつけて発声すること」です。思いっきり低い声を出した後に思いっきり高い声を出すと、のど仏が上がるのがわかるはず。この上下運動が効果をもたらしてくれるのです。

日々通常のスクワットを行っていれば足腰の筋肉が鍛えられていくのと同じように、この「のど仏スクワット」を習慣的に行っていれば、のどの筋肉が効率よく鍛えられていくはずです。さあみなさん、思いっきり声を出してのど仏を動かし、飲み込み力を鍛えていくようにしましょう。

とにかく、普段いつも通りの生活をしていると、「高い声」を出す機会はそうそう多くはありません。だから、カラオケでもいいし、発声練習でもいいし、ものまねでもいい。手段は何でも構わないので、意識的に高い声を出して「のど仏を動かして運動させていく」という姿勢が大切なのです。

「のど仏スクワット」のイメージ

母音がア(a)、イ(i)、エ(e)の場合は高い音を出し、
母音がウ(u)、オ(o)の場合は低く発声する。

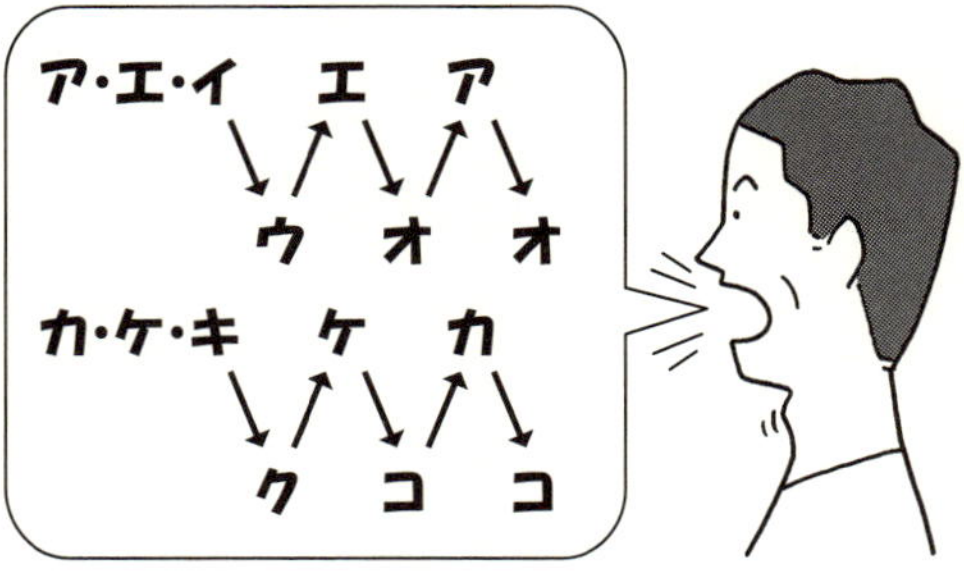

高音と低音の繰り返しで、
のど仏がスクワットのように上下動する

一石二鳥の〝のどエクササイズ〟「スポーツボイス」にチャレンジしよう！

ここまで「飲み込み力を鍛えるトレーニング」として8つのメニューを紹介してきたわけですが、これらは基本的に、**自宅でセルフケアとして行う**のを前提としたトレーニング・メニューです。

ただ、最近は、飲み込み力を鍛えるのを狙いとした「トレーニング教室」や「トレーニングジム」も登場しています。

それが「**スポーツボイス**」です。

スポーツボイスとは、ビートの強い音楽に乗せて体を動かしながら行う発声トレーニング。エアロビクスのように体を動かしながら、リズムに合わせておなかの底から大きい声を出していきます。言ってみれば、「のどのエクササイズ」と「体のエクササイズ」を合体させたトレーニングですね。

ちなみに、長野県の松本市では、通信カラオケ大手企業の第一興商の協力のもとに「スポーツボイス大学院」というトレーニング教室を開催。60代以上の高齢男性を対象にスポーツボイス・トレーニングを行いました。すると、トレーニング後、**21％の人に咀嚼力の改善が見られ**、**65％の人に嚥下機能**（唾液を飲み込む回数を測定）**の改善**が見られたそうです。つまり、飲み込み力アップについては科学的お墨付きが得られているわけですね。

また、このスポーツボイスを行えば、**体力をつけることもできます**。そもそも、エアロビクスは「肺活量アップ」「血行促進」「下半身強化」「肥満解消」などに効果を発揮する有酸素運動であり、定期的に継続していけば、体力の維持・向上に大いに役立つのです。

スポーツボイスを行う教室やジムは、全国各地で少しずつ増えてきています。ですから、ご興味のある方は、こうした教室に参加して、仲間とともに楽しく汗を流して、飲み込み力アップ&体力アップに励んでみてはいかがでしょうか。

第4章

誤嚥を防ぐ「食べる」ルール九か条

食べることは「毒」にも「薬」にもなる

ちょっと考えてみてください。

みなさんはごはんを箸《はし》でひとすくいして食べるとき、のどを何回くらい動かして食べ物を飲み込んでいるでしょうか。

成人であれば、このとき通常5〜6回はのどを動かし、嚥下《えんげ》をしています。お茶碗一杯を食べる間に少なくとも10回は箸でお米をすくうので、それだけでも一食で50〜60回は飲み込んでいることになります。おかずも2〜3品はあるでしょうし、それが1日3食。さらに人間には水分補給も欠かせません。どんなに少なく見積もっても、わたしたちは**1日に約600回は飲み込む**わけです。

元気なときは飲み込みの回数なんて、気にも留めないでしょう。

しかし、一瞬立ち止まって考えてみてください。

もし、まわりの人が高齢で飲み込む力に不安があったら、またはみなさん自身がのどの「ムセ」や衰えを感じるようになっているとしたら——**毎日約６００回、誤嚥《ごえん》を起こす危険がある、**とも言えるのです。

やや大袈裟な表現になりましたが、これからの超高齢化社会では、それくらい食事に注意を払わなくてはならない時代になると思います。

一方で、元気に口から食べることこそ、健康長寿への活力の源なのは誰もが知るところ。食べることは、わたしたちの体にとってこれ以上ない〝良薬〟なのですから、誤嚥で〝毒〟にしないように、上手な食事の仕方を知っておくことが大切です。

この章では、ムセて誤嚥にならないために、「食事中に気を付けたい九か条」をお伝えしていきます。これらを守りつつ、毎日の飲み込みを、６００回の誤嚥のピンチではなく、体を健康にするための飲み込み６００回にしていきましょう。

第一条

「ながら食い」は厳禁 できるだけ食事に集中すべし

先述したように、飲み込み力のキープには「Think《シンク》 Swallow《スワロー》」、すなわち、「飲み込む」という行為に集中することが大事です。しかし、食事中にテレビを観たりスマホをチェックしたりして「ながら食い」をしていると、どうしても集中が削がれてしまいます。

たとえば、みなさんはテレビのお笑い番組などを観ながら食事をしていて、笑って吹き出した拍子にムセてしまったことはありませんか？　これは、笑ったときに思わず**息を吸ってしまって、その瞬間食べ物が気管へ流入してしまうからムセるのです。**「ながら食い」をしていると、往々にしてこういうことが起こり、誤嚥の可能性が上がってしまうんですね。

それに、海外においては、「『ながら食い』をしていると、つい量を食べ過ぎて太りやすくなる」『ながら食い』をしていると、味覚が鈍化しやすくなる」といった研究報告もあります。

なお、高齢で嚥下機能がかなり低下してしまっている人は、**「食事中の会話」もなるべく慎んだほうがいいでしょう。**

もちろん、家族や友人などと食卓を囲んで会話をはずませながら楽しく食べるのはとても重要なことなのですが、残念ながらこの場合も「笑った拍子にムセてしまう」「何かを話そうとした拍子に食べ物をつまらせてしまう」といったトラブルが起こらないとは限らないのです。

ですから、誤嚥が心配な人は、食事時はできるだけ「食べる」「噛む」「飲み込む」といった行為に専念するのを基本としてください。そして、ひと口ひと口を楽しむようなつもりで、口に運ぶ食べ物をよく噛み、じっくり味わって食べるようにするといいでしょう。

とにかく、食べることは生命活動のいちばんの基本です。だから、他のことに邪魔されることなく、**「食事だけの世界」に没頭する**ほうがいいのです。

第二条

激辛好き、お酒好きは、ほどほどに
大好きな食べものこそ注意が必要

のどを健康に保っていくには、刺激の強いものを頻繁に摂るのはよくありません。とくに気をつけておきたいのは、「激辛の食べ物」「熱い食べ物や飲み物」「強いアルコール」など。また、発泡刺激の強い炭酸飲料や、コーヒーや紅茶に含まれるカフェインなども摂りすぎるのはよくありません。

こうした刺激物を摂り続けていると、**のどや気管の粘膜が弱ってしばしば炎症を起こすようになります**。のどや気管に炎症が起こると、のどが痛くなったり、咳に苦しんだり、ガラガラ声やしわがれ声になったり、飲食物を飲み込むのに苦労をしたりするようになります。

また、お酒好きな患者さんをみていると、晩酌時《ばんしゃくじ》の終盤あたりからムセはじめる傾向があります。酔いがまわるほど神経系の伝達は緩慢になりますから、深酒は、誤嚥と肺炎を引き起こす可能性が高いわけです。お酒はほどほどに、ということですね。

なお、たまに「大好物ならムセるわけない！」と気炎《きえん》を吐く人も見受けられますが、まったくそんなことはありません。たとえばウナギが大好物だとしても、ムセるときはムセます。

好き嫌いでウナギに対する嚥下反応が変わることはありません。むしろ、大好きな食べものは、よく噛まずに急いで食べたり、たくさん食べたりすることが多く、より嚥下に注意を払うべきだと思います。

好きであれば誤嚥しにくい、なんて迷信にすぎないのですから、好物だからといって自分が飲み込みにくいものをたくさん食べないように気をつけましょう。

第三条

「まずは汁物から」が、じつは危ないムセにくい食事の代表は「中華料理」

一般的な食事慣習だと、目の前に並んだ料理のいちばん初めは「水もの」を口にするケースが多いのではないでしょうか。和定食であれば、味噌汁に口をつけてから食べ始めたり、洋食であればスープをひと口飲んでから食べ始めたり……。

しかし、誤嚥やムセを防ぐという観点で言うと、**最初に液体のメニューを口にするのはよくありません。**じつは、サラサラとした液体はたいへんムセやすいという特徴があるのです。液体はのどを通過する速度が速いため、間違った入り口に入ってしまいやすいんですね。意外かもしれませんが、**液体はもっとも誤嚥しやすい食形態**なのです。

では、どのようなものが飲み込みやすい（誤嚥しにくい）のでしょうか。

それは、左の3条件を満たしているかどうかが基準となります（詳細は次項参照）。

軟らかい（硬度）

まとまりがある（凝集性）

ベタベタしない（付着性）

この条件にピッタリなのが「**中華料理**」です。

中華料理は全般的に、煮込まれて**軟らかい**メニューや、**トロミ**のついた「あんかけ」料理が多く、のどをゆっくり通過するので、飲み込みに不安がある人にはおすすめです。塩分過多にならないように味つけを工夫すれば、飽きずに食べ続けられます。和食であれば、とろろご飯、卵かけご飯、かきたま汁、治部煮《じぶに》などのトロミがついた煮物、ネギ無しのネギトロ、ひきわり納豆などもよいでしょう。

とにかく、食事の最初は「水もの」ではなく、「トロミがあって、**のどをゆっくり通過するもの**」を口に運んで慣らしていきましょう。誤嚥を防ぐ食事の心得の基本として、ぜひみなさん、覚えておくようにしてください。

（横浜嚥下障害症例検討会・公式ブログ参照）

第四条

ムセやすく、のどに詰まりやすい6つのキーワードを覚えよう

前項で述べたように、飲み込みやすい食べ物の条件は、適度なトロミや粘度があって、形がまとまりやすく、ネバついたり貼りついたりすることもなく、柔らかく変形しながらのどをなめらかに通っていくようなものが理想です。

逆に言えば、**水っぽい液体**や**バラけやすい食べ物**、**のどの中でネバついたりのどに貼りついたりしやすい食べ物**などは、気をつけたほうがいいということ。

まとまりが悪いと、バラバラになって気管に入りやすくなります（**凝集性**）。お餅のようにくっつきやすいと窒息事故を起こす危険もあります（**付着性**）。口やのどの内部に貼りついた食べ物が、後から唾液に溶け出して誤嚥する、というケースもあるのです。また、高野豆腐のように、噛むと水分がにじみ出る食べ物も誤嚥のリスクは

高いと言えます。

私は、次のような食感の食べ物に対しては、ムセたりのどに詰まらせたりしないように注意を払っていくべきだと思います。

サラサラ　↓　ムセやすい　……　水、お茶、ジュース、コーヒー、味噌汁など
モチモチ　↓　詰まりやすい　……　餅、団子、おはぎ、赤飯など
ベタベタ　↓　くっつきやすい　……　マッシュポテト、ミキサーにかけた粥など
ボロボロ　↓　ばらけやすい　……　ごはん粒、そぼろ、かまぼこなど
ペラペラ　↓　貼りつきやすい　……　のり、わかめ、青菜類など
パサパサ　↓　ぱさつきやすい　……　パン、カステラ、いも類など

それぞれの食感の頭文字をとると、「サ・モ・ベ・ボ・ペ・パ」となりますね。

この6つをキーワードにして食べ物を選定し、ムセたりのどに詰まらせたりしないように気をつけていくといいのではないでしょうか。

また、「サ・モ・べ・ボ・ぺ・パ」以外でも、注意すべき食品はあります。たとえば、イカやタコ、貝などの噛み切りにくいかたい食品は、咀嚼不十分なまま飲み込もうとすると、のどに詰まらせる危険があります（**硬度**）。さらに、一般に「こんにゃくゼリー」と呼ばれている食べ物も、噛んでない状態でつるんとのどの奥に入ってしまいやすく、のどに詰まらせるリスクの高い食品として知られています。

のどの奥にある声帯の直径は、成人でおよそ2センチで、だいたい**親指の太さ**くらいです。ゼリーを噛まずに飲み込めば詰まってしまうことは、簡単に想像できるかと思います。

また、高齢者向けの食形態として、食べものを細かく切った「きざみ食」というものもよく知られています。たしかに「きざみ食」は、硬いものと柔らかいものを一律の大きさに細かくきざんであるため、噛む機能を補完するには適した食形態ですが、しかしながら凝集性が悪い、つまり、まとまらず**バラバラになりやすい食形態**でもあります。ですから嚥下機能が低下しているとのどに一部が残りやすく、誤嚥のリスクが増加するため、飲み込みの機能が悪い人には向いていません。

ちなみに酢の物やマリネといった酢をつかった食べ物もムセやすいことで知られます。口に入れたとたん、ゴホゴホッとムセたことがある人も多いでしょう。酢に含まれる酢酸はたいへん揮発性《きはっせい》の高い成分で、喉頭侵入によりのどの内部を刺激します。そのため、**反射的にムセる**ことになるわけです。

特に、ところてん、冷やし中華、酢が入ったラーメンなどの「すすって食べる系」の酢や辛味の入ったメニューは要注意。**すすった拍子に酢が気管へ入りやすく**、よりムセやすいわけですね。こうした食事を摂る際は、ぜひ、ムセないように、細かく噛み切って食べるように気をつけてください。

誤嚥や窒息事故はちょっとした油断や隙《すき》をついて起こることが多いもの。嚥下機能が低下してきた方は、口に入れるものに対して注意を怠らないようにしましょう。

（横浜嚥下障害症例検討会・公式ブログ参照）

第五条

一度に「大口」で食べず30分以内で食べ切ること

一般的に、日本人の成人の「ひと口量」は15～20㎖といわれます。これはだいたい大さじ1杯くらい。料理をしない人は、カレースプーンをイメージするとわかりやすいでしょう。もちろん、スプーンに食べものをてんこ盛りするイメージではありません。

このひと口量を超えた状態、いわゆる「大口」で食事をすると、その人の嚥下処理能力が追いつかなくなって誤嚥する危険が高まります。ですから、肺炎を避けたければ、なるべく**カレースプーン1杯よりも少ない**「**ひと口量**」で食事をするよう心掛けるといいでしょう。

ちなみに、嚥下障害を発症している人は、ひと口量をおよそ**ティースプーン1杯**（3㎖）程度にすることが理想だとされています。

ただ、元気な人がそのひと口量で食べると、1食に時間がかかりすぎてしまいます。横浜嚥下障害症例検討会の研究によると、早食いでもなく、遅食いでもないちょうどいい食事時間は、**30分程度**とされます。

結論としては**適切な食事時間は30分以内**ということになります。それよりも長くなると食事をすることに疲れてくるため、かえって誤嚥する可能性が出てきて逆効果になってしまいます。

まとめると、元気な人はカレースプーン1杯より少なめの量を「ひと口」にして、30分以内で食事をすれば、誤嚥するリスクはグッと低くなることになります。ぜひみなさん、食事の際の目安にしてください。

第六条

「よく噛めばムセない」は、間違い
適度に噛んだところで飲み込むべし

わたしたちは、幼いころから「よく噛んで食べましょう」と言われて育ちました。たしかに、よく噛んで飲み込みやすい食形態にする、という考え方は正しいでしょう。あまり噛むことなく、大きなかたまりのまま飲み込むのは窒息の危険があります。

しかし、**噛めば噛むほど良いか、と聞かれれば、答えはノーです。**

咀嚼された食べものは、のどの奥に溜まっていきます。そして、嚥下反射が起きて、ごっくんします。ポイントは、このとき「噛む」と「ごっくん」という行為は、飲み込みの仕組み上、同時には行えないという点にあります。もしずっと食べものを噛んでいると、ごっくんができないので、**長時間にわたりのどの奥に食べものが溜ま**

り続けることになります。その状態は、誤嚥する危険がとても大きいのです。

さらに、咀嚼しすぎて、唾液が多くなりすぎると食べ物のまとまりが無くなり、バラバラに崩れた状態で飲み込むことになります。149ページで紹介した「サ・モ・ベ・ボ・ペ・パ」の食べものを思い出しましょう。バラバラになった食べものは、誤嚥を引き起こすので要注意でしたね。

ですから、食事のときは、**あまり長い時間噛みすぎずに、適度なまとまりができたら、ごっくんする**ことをおすすめします。

また、高齢者向けの食事の代表でもある「お粥」についても、ふたつほど注意が必要です。

ひとつ目は、「**口に溜めておく時間はほどほどにする**」という点です。

お粥も口の中に長時間溜めていると、唾液に含まれるデンプンの分解酵素が働き、重湯《おもゆ》部分がサラサラの液体になってしまうのです。そう、サラサラした液体は誤嚥しやすいので、かえって誤嚥の危険性が高まってしまうわけです。

ふたつ目は、「**作った後はなるべく早く食べる**」ことです。お粥は作ってから時間が経過すると、水分が分離する「**離水**《りすい》」という現象が起きます。そうすると、サラサラした水分が発生してしまい、こちらも誤嚥する可能性が出てきてしまうのです。

ちなみに、この「離水」はお粥を口に入れるごとにも発生しています。お粥を食べるスプーンに唾液が付くと、唾液に含まれているデンプンの分解酵素がお粥のデンプンを分解して、水分が分離するのです。

これを防ぐには、ひと口食べるごとに、スプーンをコップなどの水で洗う方法や、分離を防ぐ特別な酵素の入ったゲル化剤（ソフトアップやスベラカーゼなど。一般販売されています）をあらかじめお粥に加えて、ゼリー状にする方法などがあります。

なお最近では、食パンを使った「**パン粥**」も、高齢者向けの美味しい食事として人気ですが、ふやけているパン粥は、米のお粥ほど離水しません。

作り方は、耳を切りとった食パンをひと口大にちぎって、牛乳と一緒につぶしながら煮込むだけ。しっかり煮詰めて、パンと牛乳が一体化している状態に調理することが重要です。

その他に誤嚥しにくい食べ物としては、フレンチトースト、スクランブルエッグ、卵豆腐、マッシュポテト、潰しバナナ、プリン、ヨーグルト、ロールケーキ、シベリアなどもおすすめです。

第七条

もちろん、早食いもダメ 誤嚥や窒息のリスクを高めるだけ

マンガやアニメでは、主人公が早食い、大食いで、勢いよくバクバクと食べたあげく、食べ物をのどに詰まらせかけて顔を青くするようなシーンが描かれています。『ワンピース』にも『ドラゴンボール』にも『ルパン三世』にも、そんなユニークなシーンが出てきます。

もちろん、ああいった早食い、大食いはよくありません。

急いで食べれば食べるほど、勢いよく詰め込めば詰め込むほど、詰め込んだものは「間違った入り口」に入りやすくなります。早食いや、口の中に溜め込みながら食べる行為は、**窒息事故**を招く危険が大きいのです。20代の若者でも、早食い競争で窒息死したことが報道されているのですから、年を重ねてきたら、何をかいわんやでしょ

う。

誤嚥や窒息事故を起こしてしまったら、とうてい笑い事では済みません。どんなに急いでいても、どんなに食欲に駆られていても、早食い、大食いはNG。ひと口ひと口、少量ずつゆっくり味わって食べるのを習慣にするようにしましょう。

ちなみに「**麺類**」も、ツルッとのどに入って食べやすい印象はありますが、**意外なことにムセやすい食べもの**です。

食べものを「すする」という動作は、飲み込みの機能が低下した方には難しい動作のひとつです。汁（液体）と麺（細長い固形物）という異なる形状の食べものが混在している上に、咀嚼力が低下していると麺を長いまま飲み込むことになってしまい、たいへん誤嚥しやすいのです。

もし飲み込み力に不安を感じているなら、麺は短めに切り、汁にトロミをつけることで食べやすくなります。

第八条

「上を向いて食べる」のは危険！ムセにくいのは「軽くおじぎ」する姿勢

患者さんからたまに「**誤嚥しやすい姿勢、誤嚥しにくい姿勢はありますか？**」と聞かれるのですが、**もちろんあります。**食べ物を飲み込みやすいかどうかは、食事を摂る際の姿勢によっても大きく変わってくるのです。

「飲み込みやすい姿勢」の基本は、「**軽くおじぎをする」ような姿勢**です。

頭を少し前に倒すと、のどが狭くなるために、気管よりも食道に食べ物が流

うなずき嚥下

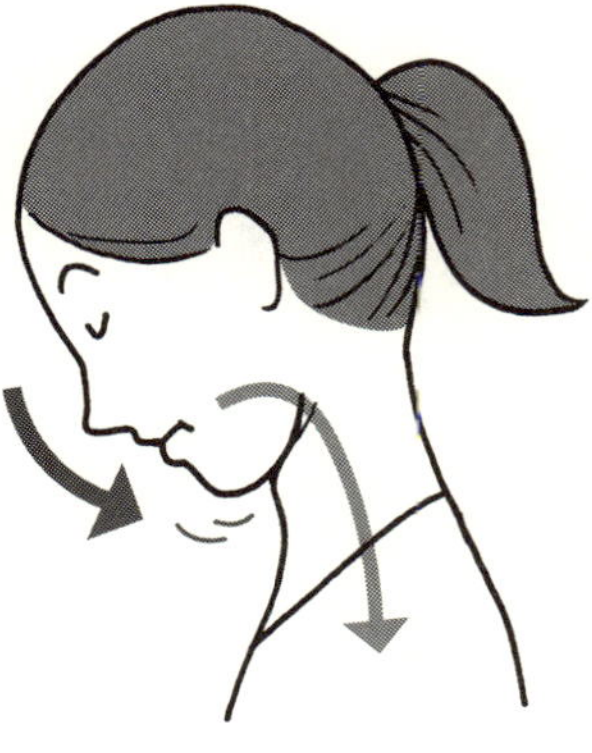

れやすくなり、誤嚥をしにくくなるのです。

また、誤嚥を防ぐ有名な方法には「**うなずき嚥下**《えんげ》」（右ページ下図）と呼ばれる飲み込み方もあります。やり方はカンタンで、**飲み込む瞬間だけ、下を向いてゴックン**するのです。のどに溜まった食べものを食道に入りやすくする方法として、高齢者にかぎらず、誰にでもおすすめしています。

なお、上を向く姿勢が飲み込みやすいと思っている人も意外に多いのですが、これは間違いです（この飲み方が有効なのは、舌の動きが悪い一部の人だけです）。

次ページのイラストのように、イスに座って食べる場合は、背もたれのあるイスに深く腰掛け、背中を伸ばし、頭をやや前に倒して食べるのが理想です。イスに浅く腰掛けて**背もたれに体を預けるような姿勢や、猫背で食べるのはよくありません。**

一方、ベッドで食事を摂る場合は、リクライニングで上体を起こし、頭の後ろに枕などを挟んで、**やや頭を前に起こした姿勢**をキープしつつ食べるといいでしょう。

ムセにくい姿勢

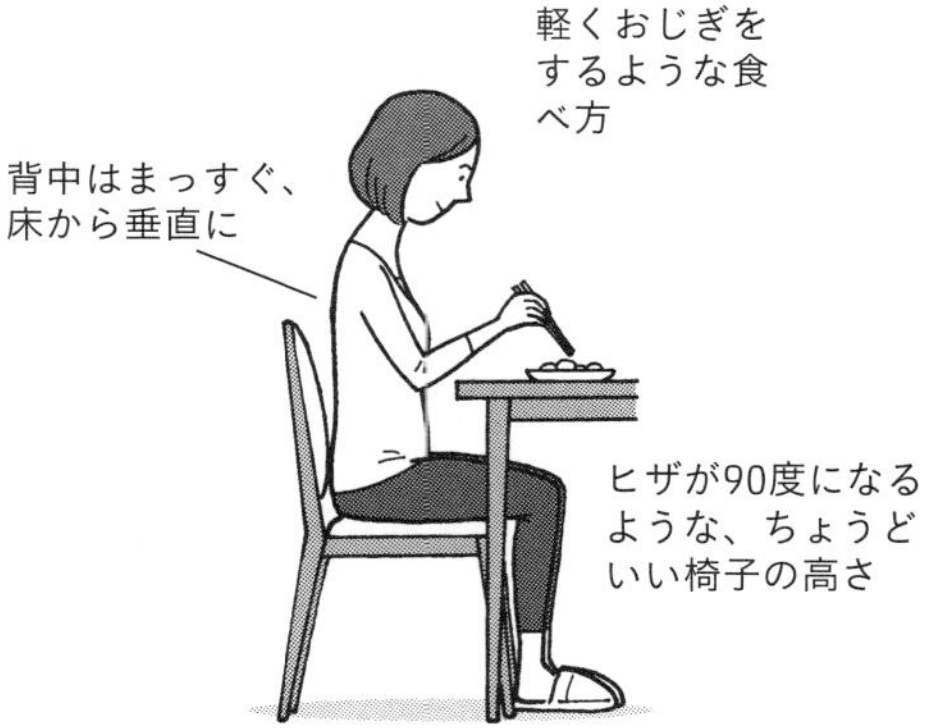
軽くおじぎを
するような食
べ方
背中はまっすぐ、
床から垂直に
ヒザが90度になる
ような、ちょうど
いい椅子の高さ

足の裏が床について、安定している

ムセやすい姿勢

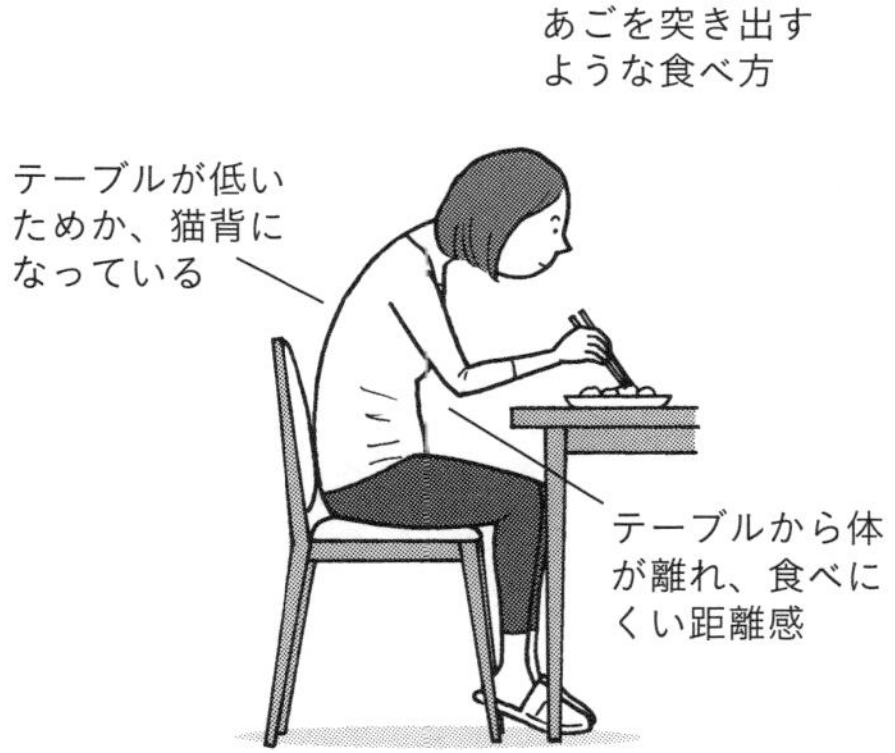
あごを突き出す
ような食べ方
テーブルが低い
ためか、猫背に
なっている
テーブルから体
が離れ、食べに
くい距離感

足が床から浮いて、姿勢が不安定になる

ムセにくい姿勢（ベッド編）

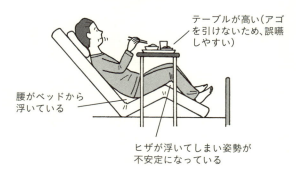

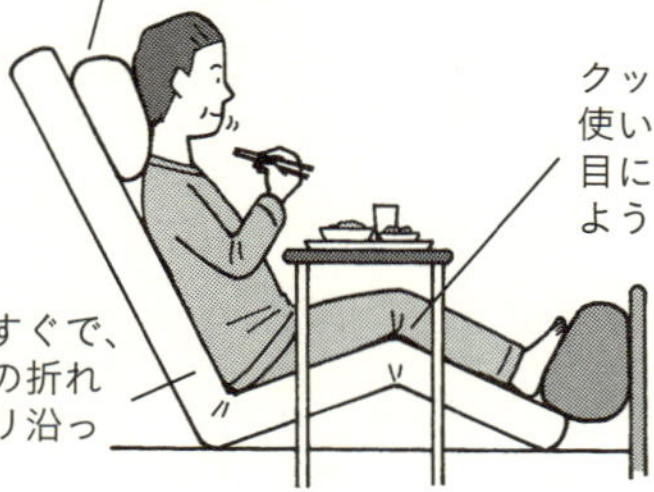
枕を挟み、顔が体よりも
前へ起こした姿勢に。
クッションなどを
使い、ヒザが折れ
目にピッタリ沿う
ようにする
背中がまっすぐで、
腰もベッドの折れ
目にピッタリ沿っ
ている

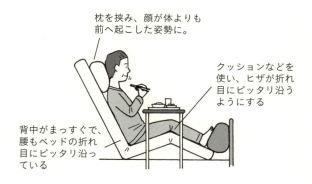

ムセやすい姿勢（ベッド編）

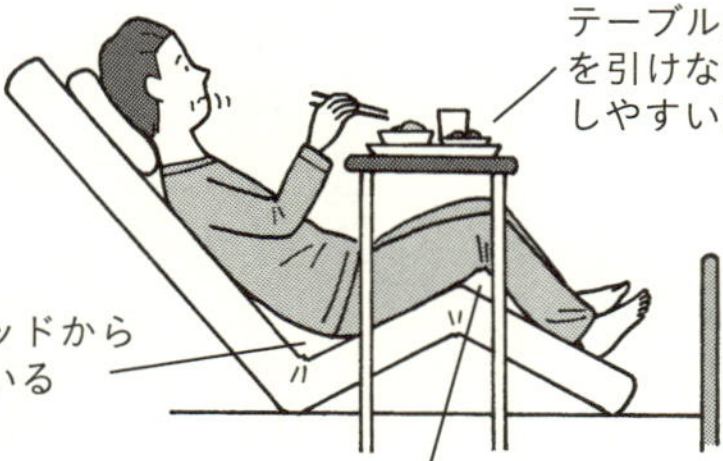

第九条

「小骨が刺さった」は、いますぐ病院へ！「背中を叩く」「水を飲ませる」もNG

〝食事中、魚の小骨がのどにひっかかってしまった……のどの奥のほうで、なかなか取れない〟――こんな困った状況に陥ったとき、みなさんならどうしますか？

こんなとき、絶対にやってはいけないのが、「**ごはんなどを丸呑みする**」という行為です。「丸呑みすると、のどにひっかかったものが取れやすくなる」というのは、**科学的根拠のない迷信です**。小骨がひっかかったところへ、ごはんなどを丸呑みするのは、例えるならば「地面に刺さった杭の上からローラーをかける」ようなもの。小骨がのどの奥にいっそう深く突き刺さり、状態が大きく悪化してしまいます。

では、どうすればいいのかと言うと、近所の耳鼻咽喉科を訪ねるのがいちばん。受診すれば、問題をすっきりと解消してくれるはずです。もし骨が入り込んでいると大がかりな処置が必要ですので、いずれにしてもすぐに病院へ行きましょう。

また、近くにいる人がムセたとき、**「背中を起こしてトントンと叩く」人がいますが、これも間違った応急処置**です。

ムセるということは、食べものが気管に入りかけている状態を意味します。そのとき、もしムセている人の上半身をまっすぐに起こしてトントンしたら……。気管が垂直になった状態ですから、背中を叩いた拍子に、気管につまった食べものがストンと肺のほうへと入り込んでしまいます。

さらに、**「ムセている人に水やお茶を飲ませる」行為もよくありません**。みなさんもうご存じの通り、水はサラサラして誤嚥しやすいもの。ムセている人に追い打ちをかけるように、さらなる誤嚥を引き起こす原因となってしまいます。

ですから、もし誰かがムセたときは、まずは**上半身を前方へ水平に倒す**こと。そして、**気管を水平にして吐き出しやすい状態で咳をさせる**のが正解です。くわしくは、次章の194~197ページを参考にしてみてください。

第5章

「のど」の大問題・小問題お悩み解決Q&A

「のどの問題」は、「歯の問題」と同じくらい重要です

みなさんのなかに「歯医者さんにかかったことのない人」はいますか？　おそらく、いませんよね。

歯に関しては、虫歯になったり、歯周病になったり、歯が弱って入れ歯を入れざるを得なくなったりと、何かとトラブルが多いもの。食べ物を噛めなくなったらたいへんですから、歯の健康を守り続けていくために、普段からケアをして気をつけている人が少なくありません。

でも本当は、のどに関しても、歯と同じくらいのケアが必要なのです。

歳をとれば歯が衰えていくのと同じように、歳をとればのどの機能も衰えます。歳をとれば歯にいろいろな問題が起こってくるのと同じように、歳をとればのどにも大小の問題が発生するようになります。

だから、歯と同じように注意を払い、しっかりとケアをしていくべきなのです。歯に比べると、「のどの問題」はどうしても軽く見られたり後回しにされたりしがちなのですが、そういう姿勢ではいけません。普段からやれることをやりましょう。

この章では、こうしたのどの健康コンディションに関するさまざまな問題を取り上げていきます。みなさんの中にも、のどの健康に関して、大小さまざまな疑問や悩みを抱いている方が少なくないはず。きっと、〝これまで誰にも聞けなかったけど、ずっと知りたかった〟という疑問をお持ちの方もいらっしゃることでしょう。そうした問いに、Q＆Aのかたちでお答えしていきたいと思います。

意外と、こうした「のどの健康管理に関する情報」は、**本や雑誌、ネットなどではほとんど出回っていません**。これを機にしっかりした知識を身につけて、今後の健康ケアに役立てていくようにしてください。

Q1

痰《たん》が絡まりやすいのは、のどが弱いからですか？

A

気管や肺が弱い可能性があります。

みなさんは、どうして痰が出るのかをご存じでしょうか。

痰は、呼吸器にとって**有害な物質を体外に排出する役割**を果たしています。呼吸をしていると大気中のほこりや細菌、ウィルス、アレルゲンなどが気管や肺に入ってくるわけですが、痰はそういった異物をゲル状のボディで絡めとって、咳とともに外へ出そうとしているのです。

じつは、痰は体の調子が悪いときだけに出るのではなく、調子のいいときも出ているし、健康な人にも出ています。成人の正常量は1日に100㎖程度。もっとも、これくらいの量であれば、ほとんどは無意識のうちに飲み下してしまいます。

一方、痰が気になったり痰が絡んだりするのは、体がそれだけ大量の痰を出さなくてはならない状況になっているということであり、気管や肺に有害な物質がたまってしまっている証拠だと言えます。

つまり、痰が多い状態は、**気管や肺が弱っているというシグナル**のようなものなのです。あまりに痰が絡むようなときは、呼吸器に何らかの疾患がある可能性も高いので、早めに呼吸器科を受診するといいでしょう。

詳述はしませんが、痰が絡まる症状には、風邪、インフルエンザ、肺結核《はいけっかく》、肺炎、気管支炎《きかんしえん》、肺がん、花粉症、ぜんそくなどが原因に挙げられます。

もちろん、飲み込み力が低下し、誤嚥《ごえん》によって肺炎を起こした場合も、痰が絡まることが多くなります。気管や肺に侵入した食べ物から細菌が増殖し、それらの有害物を何とか体の外へ出そうという力が働くために大量の痰が出るわけです。

みなさんも、「痰が絡まるのは不調のサイン」と心得て、普段から十分に注意を払うようにしてください。そして、〝これはヘンだな〟と思ったら、躊躇《ちゅうちょ》なく受診するようにしましょう。

Q2 冷たい空気を吸うと咳込みます。どうしてなのでしょう？

A のどが弱って、少しの刺激で反応するからです。

「冷たい空気を吸うと、とたんに咳が止まらなくなる」

「冬、暖かい部屋から寒い部屋に出ると、必ずムセたり咳込んだりする」

「明け方、気温が下がってくると、決まって咳が出るようになる」

このような症状を訴える人はけっこう少なくありません。

寒冷刺激による咳は、風邪、ぜんそく、気管支炎などを患っている人がとくに多く訴える症状です。ただ、のどが少し弱ってきただけでも、同様の症状が現れることもあります。咳込んだりムセたりするのは、**のどや気管の粘膜が弱って、ほんの少しの刺激でも過敏に反応**してしまう状態になっているからです。喉頭や気管は空洞の筒であり、外の空気とじかに触れ合っています。そして、のどや気管が弱って刺激に敏感になっていると、入ってくる空気のちょっとした変化もすかさずキャッチして、防衛反応をとってしまうのです。

すなわち、急に冷たい空気が侵入してくると、反射的に「強い刺激から体を守ろう」というシステムが働いて、侵入者（冷たい空気）をのどや気管から追い出すために咳をするようになるわけですね。

また、このようにのどや気管が弱っている人は、タバコの副流煙《ふくりゅうえん》で咳込んだり、ほこりや排気ガス、強い香水を吸った拍子に咳込むこともめずらしくありません。

いずれにしても、こういった状態を放っておいてはいけません。ちょっとした刺激を受けるたびに咳込むような状態を放っておくと、てきめんに肺の機能が低下してしまいます。それに、呼吸機能が落ちれば、いずれ嚥下機能にも悪影響が現われるようになっていきます。

こうした「のどや気管の弱さ」に心当たりのある方は、呼吸器科などを受診して、早め早めに問題を解決しておくべきでしょう。

Q3 タバコを吸うと、のどが痛くなるのはどうして？

A 数々の有害物質が、「粘膜」を痛めつけるからです。

「タバコを吸いすぎると、いつものどが痛くなる」――きっと、喫煙者のなかにはうなずく人が多いことでしょう。

タバコの煙には、ニコチンやタールをはじめ、**数えきれないほどの有害化学物質が含まれています**。のどが痛くなるのは、こうした有害物質がさかんにのどの粘膜を刺激して傷つけているからです。こうした状態が続けば、当然、のどの粘膜が弱って炎症を起こすことに……。そして、その刺激が、咽頭炎《いんとうえん》、気管支炎、咽頭がん、喉頭がん、食道がんなどを起こすきっかけとなっていくのです。

さらに、タバコはのどの粘膜だけではなく肺の組織も痛めつけ、肺の粘膜を傷つけることで、呼吸機能を低下させます。そして、こうしたダメージは肺がんをはじめとした多くの呼吸器疾患へと繋がっていきます。

とにかく、**百害あって一利なし**。タバコの煙は、自分が吸わなくても、副流煙が勝手に入ってきてしまうこともあります。のどを健康にキープしたいならば、禁煙するのはもちろん、喫煙者の多い場所にもあまり近寄らないようにしましょう。

Q4 逆流性食道炎《ぎゃくりゅうせいしょくどうえん》でも誤嚥をする可能性があるのでしょうか？

A 誤嚥をする可能性が十分にあります。注意してください。

「逆流性食道炎」とは、その名の通り、胃の内容物が食道へ逆流してしまう疾患です。正式名は咽喉頭酸逆流症《いんこうとうさんぎゃくりゅうしょう》。胃では**強酸性《きょうさんせい》の胃酸**が分泌されているので、内容物とともに胃酸が逆流してくると、食道の粘膜を刺激して炎症を引き起こすようになります。

もっとも多い症状は、胸やけです。胃から胃酸が上がってくることで、胸がムカムカしたり、吐き気をもよおしたりするようになります。また、**呑酸《どんさん》**といって、酸っぱい液が口近くまで込み上げてきて「ウップ……」という状態になることもしばしば。この他、咳がひどくなったり、胸が締めつけられるような痛みを感じたりする場合もあります。

そして、逆流性食道炎で怖いのは、**胃から込み上げてくる胃酸や内容物を誤嚥してしまうこと**なのです。

胃酸や内容物が気管へ誤嚥されれば、当然、呼吸器にも悪影響が及びます。胃酸が気管や肺の粘膜を刺激して荒らすため、炎症が発生することもめずらしくありません。もちろん、「逆流性食道炎による誤嚥」がきっかけで、誤嚥性肺炎が発生する場合もあります。

この疾患は、以前は中高年に多かったのですが、**最近は20代、30代の若い人にも増えてきています**。ですから、逆流性食道炎を抱えているならば、高齢者だけではなく年齢が若い人も、誤嚥や誤嚥性肺炎を起こさないように十分に注意をしなくてはならないのです。

Q5 逆流性食道炎による誤嚥を防ぐには、どうすればいい？

A 上半身を少し上げて寝るのがおすすめです。

逆流性食道炎による誤嚥は、夜、寝ているときに起こるケースが少なくありません。普通に仰向けに寝ているうちに、酸っぱいものが込み上げてきて、その内容物が気管へ入ってしまうのです。

これを防ぐには、「寝る姿勢」を工夫する必要があります。もっともおすすめなのは、**上半身を少し起こして寝る習慣。**下図のように傾斜

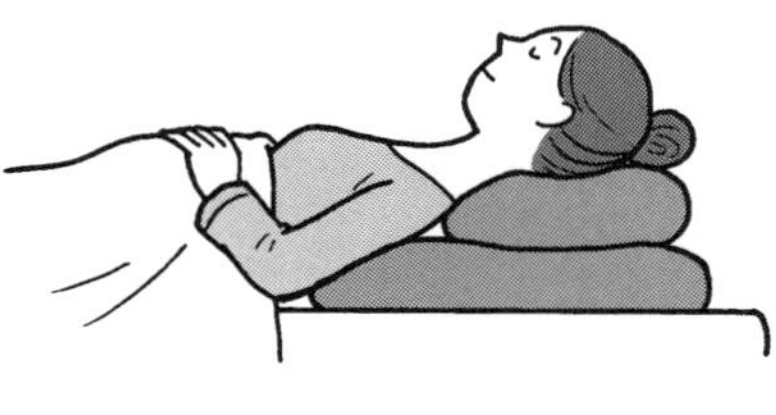

をつけるだけでも、内容物が上がってきにくくなるのです。

それと、**夕食後すぐに横になって寝てしまうのもよくありません。**胃の内容物がしっかり消化されて腸へ送られれば、逆流も起こりにくくなります。できれば、**食べ終わってから寝るまでに1〜2時間は空ける**ようにしたいところです。

逆流性食道炎を起こす原因には、「肉などの脂肪分の多い食事」「暴飲暴食」「不規則な生活」「精神的ストレス」などが挙げられています。思い当たる方は、日頃の食生活や生活リズムを見直して、これらの要因を取り除いていくようにしてください。

なお、逆流性食道炎を治すには薬物治療も有効です。胃腸科や消化器内科を受診して、医師に薬を処方してもらいつつ治療をしていくといいでしょう。

Q6 長い時間をかけて少しずつ誤嚥している可能性もあるのでしょうか？

A おそらく、あると思います。

誤嚥トラブルは、嚥下機能の落ちたお年寄りだけの問題ではありません。先の章でも述べたように、のど仏の筋肉は40代から落ち始めています。

私は、**若いうちから少しずつ誤嚥をしている人もけっこう多い**のではないかと見ています。

若い時は体力や免疫力も高いので、誤嚥をしても肺炎を起こさずに済んでいますが、じつは、若い頃からちょびちょびと誤嚥をしていて、長い時間をかけて少しずつ気管や肺の機能を衰えさせてしまっている人は少なくないでしょう。そしておそらく、そういう人が年齢を重ねて体力や免疫力が衰えてくると、往々《おうおう》にして肺炎を起こして早く亡くなっているのではないかと思います。つまり、若い頃から長年にわたって少しずつ誤嚥をしてきたツケが積み重なって、肺炎につながってしまったのではないかというわけですね。

これはあくまで推論ですが、可能性は否定できないと思います。

実際、早く亡くなった人を解剖したら、気管や肺から野菜くずやごはんなどの誤嚥物が出てきたという例が報告されています。こうした誤嚥を繰り返していると、センサーが働かなくなるのか、「ムセが無くなる」ことも言われています。

ですから、若い人も、誤嚥や肺炎に対して注意を払うようにしていくべきなのです。

とにかく、**飲み込み力は歳をとってから急にがくんと落ちるわけではありません。**

年齢が若くとも、食事中にムセることが多かったり、錠剤を飲みづらく感じるようになったりといった自覚があるならば、いつの間にか飲み込み力が落ちているのかもしれませんし、知らず知らずのうちに誤嚥をしてしまっているのかもしれません。

ひょっとしたら、そうした若いうちからの誤嚥が、歳をとってから、寿命に大きく響いてくるかもしれないのです。

Q7 男と女では、のどの衰え方に差があるのでしょうか？

A 理由はわかりませんが、大きな差があります。

先にも述べたように、加齢によるのど仏の下がり具合には、男性と女性でたいへん大きな開きがあります。43ページのグラフでお分かりいただけるように、男性のほうが女性よりも下がり具合が大きいのです。のど仏の下垂は、誤嚥などの嚥下機能トラブルに直結するため、「のどの機能は男性のほうが衰えやすい」「女性は比較的衰えにくい」と言ってしまって差し支えないでしょう。

いったいどうしてこうした男女差が生じるのか。医学的な理由はわかっていません。ただ、一説には、「**おしゃべり**」が関係しているのではないかとも言われています。あくまで一般的な傾向ですが、女性にはおしゃべり好きな人が多く、男性には寡黙な人が多い。普段からよくおしゃべりをしていれば、のど仏が上下して、のどの機能がさかんに使われることになる。こうした差が、のど仏の下がり方の違いに現れているのではないかというわけです。

もし、この説が本当ならば、世の男性はよりコミュニケーション力を鍛えて、いつもより会話を多くするようにがんばらなければなりません。

とりわけ、**男性が気をつけるべきは、「定年後に会話を減らさないこと」**だと思います。仕事をしていれば必然的に多くの人と会話をするものですが、定年を迎えて家にいるようになると会話の機会が減り、ぱったりと途絶えたように口数が減ってしまう人が少なくありません。

心当たりのある方は、家族に声をかけたり地域のコミュニティに参加したりして、積極的にコミュニケーションの機会を増やしていくべきでしょう。また、第2・3章でご紹介したように、たまにはカラオケなどに行って大きな声や高い声を出すといいと思います。のどの機能をキープするためにも、そうやって意識的に声を出してしゃべるようにしていくといいのではないでしょうか。

Q8 のどをいたわるには、普段からマスクをしたほうがいい？

A 夜、マスクをして寝るのもおすすめです。

のどが商売道具といってもいい歌手やアナウンサーには、夜、マスクをして眠る人が多いそうです。このことからわかるように、のどを大切にする人にとって、マスクは必須アイテムだと言っていいでしょう。

先にも触れたように、のどは大気中の空気とじかにつながっていて、常にほこりや花粉、排気ガス、細菌、ウィルスなどが入ってくるリスクにさらされています。そういった有害物からガードするという点で、マスクはのどにとって頼もしい味方です。

また、マスクが優れているのは、のどを乾燥から守ってくれる点です。口やのどの中が乾燥していると、粘膜に細菌やウィルスが付着しやすくなり、風邪やインフルエンザ、炎症などの原因となります。しかし、マスクをしていれば、自分の息によって適度な湿気や暖気が保たれるようになるため、こうした細菌やウィルスがたいへん体内に侵入しにくくなります。

とりわけ、細菌やウィルスは、夜寝ている間にのどに入ってくることが多いため、**「マスクをして眠る」**という行為は、**のどの健康を守るうえでたいへん理にかなっているる**ことになります。

最近は、冬場や花粉の時期に限らず、オールシーズンマスクをする人も増えてきています。それに、いまはさまざまな高機能を備えたマスクが市販されていて、「長時間つけていても息苦しくならないマスク」や「あらかじめ濡れたタイプのマスク」なども登場しています。

このようにマスクがわたしたちの生活に身近になってきたのは、のどの健康を守っていくうえではたいへんいい傾向だと思います。ぜひみなさんも、末永くのどの健康をキープしていくためにも、普段からマスクを利用する習慣をつけてみてはいかがでしょうか。

Q9 のどが痛いと、いつも「のど飴《あめ》」に頼っているのですが……

A 「のど飴」よりも「耳鼻咽喉科」を頼りましょう。

「のどがイガイガしてくると、いつものど飴に頼ってしまう」――そういう人は少なくないようです。冬の間は、毎日のように舐めている人もいると聞きます。

のど飴やトローチには、たいていスーッとするハッカ成分、ハーブや漢方の成分などが含まれています。ただ、それによって、のどの不調がちゃんと治るのかどうかは少々疑問です。少なくとも**医療関係者には、のどが痛くなったときにのど飴を舐める人はほとんどいません。**

それに、主成分は砂糖や水あめですので、虫歯や血糖値上昇の恐れもあります。イガイガや痛みが長引くならば、のど飴ではなく、耳鼻咽喉科の受診をおすすめします。

Q10 うがい薬は使ったほうがいいの？

A 普通の水で十分です。うがい薬は刺激が強すぎます。

うがいには、口やのどの乾燥を防いだり、のどに付いた細菌やウィルスを洗い流したりする働きがあります。ただし、うがい薬は必要なし。なぜなら、うがい薬は、のどの粘膜にとっては少々刺激が強すぎるのです。

また、長期間連用すると、口の中の正常な細菌のバランスを壊すことも指摘されています。このため、**うがいは普通の水道水で行えば十分**だと思います。

それと、うがいの仕方にも注意が必要。上を向いて「ガラガラうがい」をすると、口の中の水が気管に入りやすくなるため、嚥下機能が弱ってきた人は歯磨きの後と同じように、**下を向いて口を閉じた「ブクブクうがい」**にしましょう。

Q11 しゃっくりが止まらない……のどの異常と関係が？

A のどとはまったく関係ありません。

しゃっくりが止まらなくなって困ったことは誰にもあるでしょう。しゃっくりが多いと、のど奥から「ヒック……ヒック」という音が漏れ出すため、〝のどがおかしいのかな〟と思う人もいるようです。

しかし、のどとはまったく関係ありません。**しゃっくりは、横隔膜《おうかくまく》のけいれんによって起こる現象**です。横隔膜は肺の下にあるドーム状の薄い筋肉の膜であり、わたしたちはこの筋肉を収縮させることにより、肺を上げ下げして呼吸をしています。

もっとも、なぜ横隔膜がけいれんするのか、なぜ横隔膜がけいれんするとしゃっくりが出るのかといったことについては、**じつはまだよくわかっていません。**

Q12 のどの健康のためには、加湿器は必須ですか？

A 乾燥対策は重要。ただ、加湿器は小まめに掃除して使いましょう。

乾燥は、体の粘膜にとって大敵です。空気が乾燥した季節は、口、のど、目、鼻の中など、露出した粘膜は一斉にカラカラの乾燥状態になると思っていいでしょう。

とりわけ、のどの粘膜が乾燥すると、細菌やウィルスが付着しやすくなり、風邪、インフルエンザ、炎症などを招く原因になります。ですから、乾燥しやすい季節は、加湿器、マスク、飲水、うがいなど、多くの手段を用いて、常にのどの粘膜のうるおいをキープするようにつとめるべきです。

ただし、加湿器を利用する場合、フィルターやトレイの小まめな掃除が大切。掃除しないと**水あかやカビが繁殖**し、雑菌やカビを振りまくことになりかねません。

Q13 いびきをかく人は、のどに問題があるのでしょうか？

A 上気道《じょうきどう》が狭くなっている可能性があります。

いびきには、鼻の不調、のどの狭さ、肥満、口呼吸、ストレス、アルコールなど、数々の原因が指摘されています。

これらのうち、「のどの狭さ」に起因するいびきは、上気道（声帯より上の管）が狭くなり、のど内部の空気抵抗が増すことで発生します。原因としては、肥満でのどの脂肪が多い、加齢でのどの筋肉が落ちる、などが挙げられます。

なお、のどが原因のいびきの場合は、寝る姿勢や枕の高さを変えてみるといいでしょう。高い枕で寝ていると、のどが圧迫されて上気道が狭くなりがち。このため、横向き寝や、枕を低くすることでいびきを抑えられることもあるのです。

Q14

睡眠時無呼吸症候群《すいみんじむこきゅうしょうこうぐん》にも、のどの不調が影響しているのですか？

A

のどの上気道が、睡眠中に塞《ふさ》がってしまうのが原因です。

「睡眠時無呼吸症候群」は、睡眠中に無呼吸状態が繰り返され、日中の活動に悪影響を与える病気。日本には**300万人以上の潜在患者がいる**とされています。

睡眠時無呼吸の多くは、のどの上気道が塞がることが原因とされます。首やのど周りに脂肪がついたり、扁桃《へんとう》が肥大したりしたために、空気の通り道である上気道が圧迫されて狭められ、通り道が塞がってしまうと、呼吸が止まってしまうわけです。

また、頻度は低いのですが〝中枢性《ちゅうすうせい》の無呼吸〟といって、呼吸機能を司《つかさど》る脳と筋肉の接続に問題がある場合もあります。お悩みの方は、すみやかに専門医を受診するようにしてください。

Q15 誤嚥トラブルを防ぐには、いつも口の中を清潔にしておくべきですか？

A 口腔《こうくう》ケアは誤嚥性肺炎を防ぐためにも重要です。

歯磨きなどの口の中のケア（口腔ケア）を怠っていると、口の中に細菌が繁殖しやすくなります。また、そういう状態で唾液などを誤嚥すると、口の中の細菌が唾液と一緒に気管や肺に侵入し、繁殖して炎症を起こしやすくなります。これにより、誤嚥性肺炎が起こりやすくなるわけです。

このため、嚥下機能が衰えて誤嚥が心配になってきた人は、口腔ケアをしっかり行うことがたいへん重要です。朝昼晩、食事の後に歯を磨いて、歯間ブラシも使い、口の中をいつも清潔にキープしていれば、誤嚥性肺炎の発症リスクを減らすことにつながります。

全国の老人病院やリハビリテーション施設、医療付き介護施設などでも、誤嚥トラブルを減らすための口腔ケアの重要性はかなり浸透してきています。嚥下機能が衰えてきた患者さんに対して、熱心に口腔ケアを行う医療施設もめずらしくありません。

ただ、そうした施設のなかには、「嚥下の問題に関しては口腔ケアさえやっていればいい」といった風潮になってしまっているところもあるように見受けられます。たしかに口腔ケアは重要なのですが、それはあくまで誤嚥性肺炎を減らすためのケアであって、**口腔ケアを行うことによって患者さんの飲み込むための機能が大きく向上するわけではありません。**

これまで述べてきたように、嚥下機能をアップするには、のど仏の筋肉（喉頭挙上筋群）をつけていかなくてはなりません。呼吸、発声などのトレーニングでのどに力をつけていくことが、飲み込み力の維持・向上につながっていくのです。

嚥下障害に対するこれからの医療の取り組みとしては、口腔ケアだけに偏らず、のどの筋力トレーニングなどを取り入れつつ、総合的に嚥下機能を向上させていく姿勢が必要になってくるのではないでしょうか。

Q16 お年寄りがムセたときやのどを詰まらせたときの応急処置は？

A 応急時の正しい対応法を頭に入れておきましょう。

165ページでも述べたように、お年寄りがムセたときに、**上体を起こしたまま、水を飲ませたり、背中をトントン叩いたりするのは誤りです。**水を飲ませると、その水を誤嚥してしまう可能性がありますし、上体を垂直にした状態で背中を叩くと、内容物がよけい肺方向へ入ってしまうようになります。

では、ムセたときやのどを詰まらせたとき、どうするのが正しいのか。

まず、自発呼吸がある場合は、**咳をさせることが大切。**この際、**気管を水平**にして咳をさせると入った内容物が出やすくなるので、197ページのイラストのように、腰を深く曲げた前屈位姿勢や横向きに寝た姿勢にして咳をさせるといいでしょう。これらの姿勢であれば、背中をトントンと叩くのは有効です。

また、口の中をのぞいて、詰まったものが見える場合は、指を入れてそれを外へ掻き出します。ただ、指を入れる場合は、くれぐれも押し込まないようにしてください。それと、ゴム手袋などの装着も忘れずに。

さらに、電気掃除機のノズルを口に入れて詰まったものを吸引する方法もあります。ただその場合、舌を吸ってしまわないように、口の中にノズルを入れた後で、スイッチを入れるという順序を必ず守りましょう。

できれば窒息時の吸い出し専用器具である「吸引ノズル」を使用することをおすすめします。

咳をさせても口から取り出そうとしてもダメな場合は、**すみやかに救急車を呼んでください**。救急車到着までの対応は、反応や意識がある場合は、ハイムリック法を行います。これは、左ページのイラストのように後ろから抱きかかえて、胸骨とへその間を拳で圧迫する方法。横隔膜を刺激するのが狙いです。片方の手をグー、もう片方の手をパーにして抱きかかえながら、グイッ、グイッと両手を引きつけて素早く圧迫を繰り返してください。もし、意識がない場合は、心肺蘇生術などの一次救命処置が必要になります。

先の章でもお伝えしましたが、2011年度、**誤嚥による窒息事故**の死亡者数（4816人）は、**交通事故**による死者数（4611人）より多くなってしまいました。現在の日本では、重大交通事故への対応と同じか、それ以上に、窒息事故への対応が必要とされるのです。

ぜひみなさん、こうした応急措置を頭に入れておいて、いざというときに慌てず冷静に対応できるようにしておきましょう。

ムセたときの応急処置法

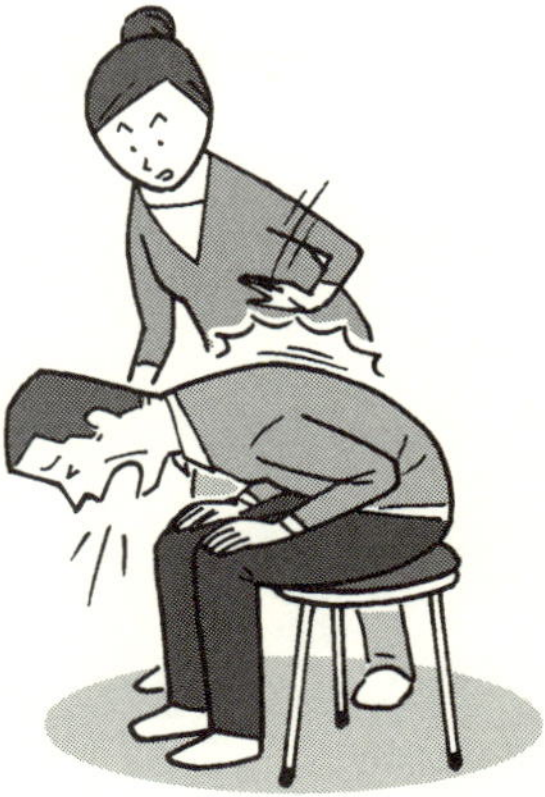

気管が水平になるように上半身を倒す。そのうえで、背中を叩き、咳をさせる

ハイムリック法
胸骨とおへその間で手をつなぎ、グッ、グッと断続的に両手で横隔膜を圧迫する

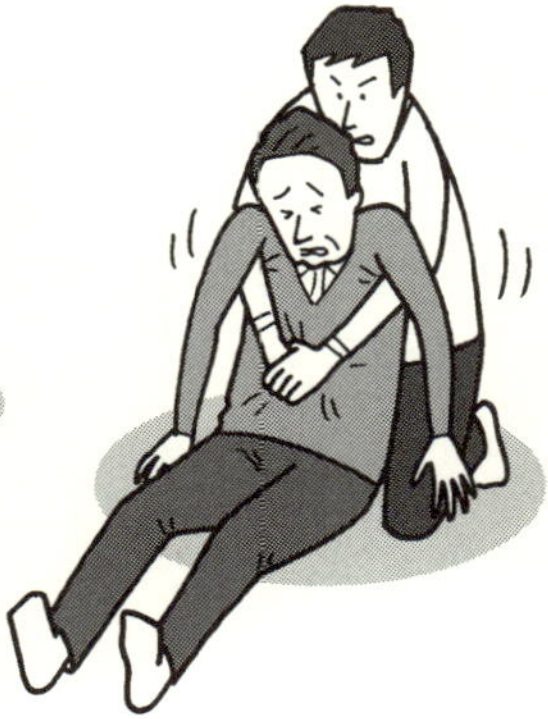

横向きに寝かせてから、背中を叩いて、誤嚥物を咳で吐き出させる

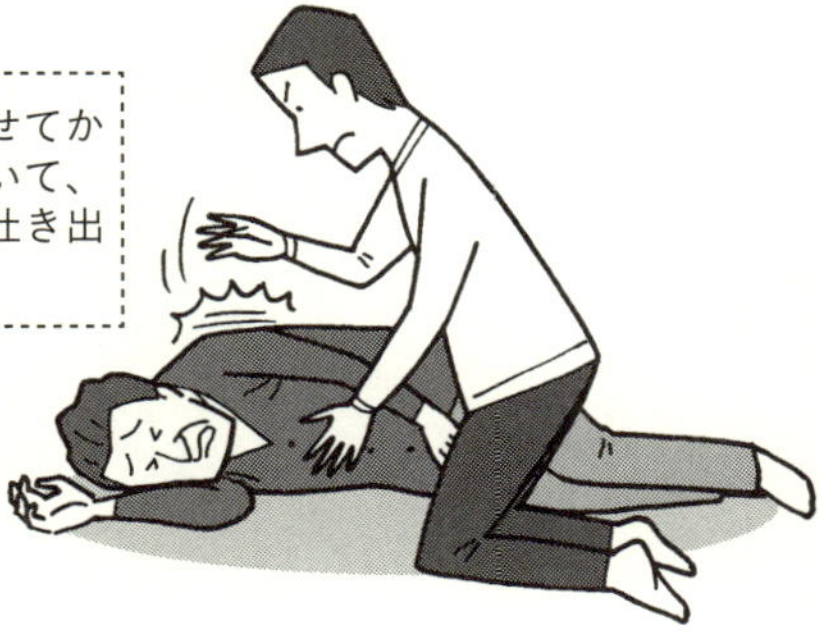

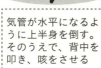

第6章

人間は「のど」から衰え、「のど」からよみがえる！

「食べるよろこび」は、人の人生に幸せをもたらしてくれる

みなさんは、日々を生きていて何をしているときがいちばん楽しいですか？

1日の中で何をしているときにいちばん幸せを感じますか？

もちろん、答えは人それぞれでしょう。

ただ、やはり「食べているときがいちばん幸せ」と答える人はかなりの数に上るのではないでしょうか。

食欲は、性欲、睡眠欲とともに、**人間の根源的欲求のひとつ**。食欲が満たされたとき、わたしたちは満ち足りた充足感を覚えます。おいしいものを口にすれば、より

いっそう幸せな気分になることでしょう。ひと口ひと口、口へ運ぶたびに、喜びを感じる場合だってあるかもしれません。

逆に言えば、もし人生から「食べるよろこび」を奪われてしまったら、わたしたちは相当に寂しい日々、味気ない日々を送らざるを得なくなるのではないでしょうか。そんな事態になったら、とたんに生きる意欲がガクンと落ちてしまう人も出てくることでしょう。みなさんも、食べられなくなるような事態には絶対に陥りたくないですよね。

私は思うのですが、人間にとっての**最高の幸せ**のひとつは、**「食べる喜び」をいつまでも末永く持続していく**ことなのではないでしょうか。どんなに歳をとってもおいしいものを食べられる状態をキープしていくことが、わたしたちにとって幸せなのではないでしょうか。

みなさんは、どう思われますか？

もしそう思うのであれば、食べ物を飲み込む力を衰えさせてしまってはいけないのです。

食べ物を飲み込めなくなることは、口から栄養を摂取できなくなることを意味し、「食べるよろこび」を失ってしまうことを意味します。ですからわたしたちは、生きる幸せ、生きるよろこびを失わないためにも、いつまでも飲み込み力を衰えさせないようにがんばっていかなくてはならないのです。この最終章では、こうした飲み込み力を維持していくことの意義を考えていくことにしましょう。

口から食べられなくなってしまったら、いったいどうする？

野生の動物は、食べ物を食べられなくなったらもう死ぬしかありません。

自然界に生きる生き物にとって、「食べられない＝死」は、避けることのできない定めのようなものなのでしょう。

人間の場合も、本当は、自分でものを食べられなくなったら寿命を覚悟するのが自然な姿なのかもしれません。

もっとも、人間の場合は、自分で食べられなくなっても、周りの人が食べ物を口に運んでくれる互助システムを構築しています。嚥下機能さえ維持されていれば、介助や介護のお世話になることによって、かなりの期間を持ちこたえることが可能です。歩けなくなって寝たきりのような状態になったとしても、**「食べ物を口から食べる機能」**をキープしていれば、どうにか〝**人間らしく**〟生き永らえていくことができます。

では、嚥下機能が低下し、口に入れたものを次々に誤嚥するようになって、まったく口からものを食べられなくなってしまったらどうなるのでしょうか。

多くの方はこの時点で誤嚥性肺炎を起こしたり体力が衰弱したりして亡くなっていくのですが、なかには、「口ではないところから栄養を送る」という手段をとることで延命し続ける場合もあります。

その手段が「**胃**《い》**ろう**」です。

胃ろう（PEG）とは、内視鏡を使って胃に空けた小さな穴のこと。この穴にチューブをつないで、外から直接栄養や水分を胃へ送り込むのです。

この胃ろうには、**メリットとデメリットがあります。**

胃ろうをつくってチューブで栄養を管理していけば、口から食べなくなっても長く生きられます。唾液や逆流物を誤嚥する可能性は残るものの、誤嚥性肺炎を起こすリスクもぐっと減少します。それに、食事を食べさせる手間がなくなるので、介護をする側の負担も大きく軽減されます。

その一方で、問題点も多く指摘されています。高額な費用がかかったり、合併症のリスクもあるのですが、とりわけ胃ろうで取り沙汰されるのは「**生きる尊厳**」の問題です。

高齢者で胃ろうをつくらざるを得ないくらい嚥下機能が落ちてしまった人は、体力や筋力が相当に落ちてしまっていることが多く、ベッドに寝たきりになってしまうケースが少なくありません。また、寝たきりで活動度が低い生活を送っていると、脳の認知機能も衰えてくることもしばしば。すると、次第にコミュニケーションなどの応答反応が少なくなり、自分の意思で生きているというよりも、「生かされている」ような状態にシフトしていってしまうことが多いのです。

つまり、「果たして、そういう状態で生かされ続けるのがいいのかどうか」という、人間らしさの生の尊厳の問題に関わってくることにもなるわけです。

高齢者で胃ろうをつくるかつくらないかは、非常に難しい問題です。この判断は、本人ではなく、家族や親族に委ねられることが多いのですが、家族や親族にもいろいろな考え方があります。

おそらく高齢になり、「いま、胃ろうをつくらないと亡くなる可能性が大きいです」と医師から言われれば、少しでも生き続けてほしいという心情から胃ろうをつくることを選んでしまう人もいるでしょう。また、「あと半年で孫が生まれるから、それまではなんとか生きていてほしい」といった理由がある人もいるかもしれません。

また、医者にもいろいろな考え方を持った人がいて、「胃ろう推進派」の医師もいれば、「胃ろう慎重派」「胃ろう反対派」の医師もいます。胃ろうをつくるかどうかを判断するのはあくまで患者サイドですが、どういう立場の医師にかかったかで影響を受けることはあるかもしれません。最近の医学界の潮流から大ざっぱに分析すると、医師の約2割は「胃ろう推進派」。残りの8割は「慎重派」か「反対派」といったところでしょうか。

私の場合、どちらかと言えば「慎重派」ですが、飲み込みの機能を回復できる見込みがある場合は、胃ろうをつくることをすすめることもあります。とにかくどんな立場であろうとも、「胃ろうをつくらなくても済むように、飲み込み力の維持・向上に全力をつくす」という予防医学が、医療の本来あるべき姿だと考えています。

これまで述べてきたように、**早いうちからしっかり飲み込み力を鍛えていれば、寿命が訪れるぎりぎりまで「口からおいしく食べる生活」を送り続けていくことができます。**お迎えが来るその日までおいしく食べて、ピンピンコロリと逝くことだって不可能ではないのです。

そうすれば、胃ろうをつくるかつくらないかなどという問題で頭を悩ませる必要もなくなります。

だから、わたしたちは後々後悔しないためにも、全力をつくして嚥下機能キープにつとめるべき。口から食べる機能を失わないように、日々精一杯のことをしていくべきなのではないでしょうか。

食べ物がのどを通ると、脳も体も人間らしい輝きを取り戻す

人間は、口から食べることによって元気や活気を生み出しているのではないでしょうか。

私はこれまで紹介してきたように、「**嚥下機能を回復させたことによって元気を取り戻した患者さん**」**に数えきれないほど出会っています。**

たとえば、嚥下機能が低下して「このまま行けば胃ろうも仕方ないか」という患者さんが飲み込み力をつけたことによりちゃんと口から食べられるようになったケース。

脳卒中を起こして嚥下機能も低下してしまった患者さんが懸命のリハビリによって

再び口から食べられるようになり、胃ろうを抜くことができたケース。

どの患者さんも口から食べられるようになると、そのとたん、「生命力のようなもの」がみるみるよみがえってくるのです。

すなわち、口から食べられるようになったとたん、目が輝きを取り戻し、顔の表情に生気《せいき》が宿り、感情表現が豊かになって、コミュニケーションなどの応答性もしっかりしてくる……。本当に、以前とは別人じゃないかと見違えるくらい元気になって、**本来の人間らしい輝きが戻ってきます。**

なぜ、このように大きな変化が起こるのか。

その医学的な理由はわかりませんが、おそらく、「**口から食べる**」という行為が脳や体に大きな刺激をもたらしているのではないでしょうか。

口から食べ物を食べるという行為では、「料理を見る」「香りを嗅ぐ」「舌で味わう」「噛んで咀嚼する」「食べ物を飲み込む」「食べ物を消化する」といったように、たいへん多くの機能が用いられます。視覚、嗅覚、味覚などの五感も使われますし、手、あご、のど、消化器などの多くの身体機能もさかんに使われることになります。

こうした刺激は、きっと人の脳や体にとって、わたしたちが想像する以上に大きな刺激となっているのでしょう。もしかしたら、口から食べることが、脳や体を動かすシグナルになっているのかもしれません。

いずれにしても、「口から食べる」「ちゃんと飲み込む」という行為ができるかできないかによって、人の脳や体の活動度が劇的に変化するのは事実。とりわけ、歳をとって脳や体の機能の衰えが目立ってきたような人にとっては、元気を回復できるかどうかのカギを嚥下機能が握っているのです。

私は、人間はのどから衰える生き物であると同時に、**のどからよみがえる生き物で**

もあると思っています。
「口から食べる」「ちゃんと飲み込む」という行為には、わたしたちの脳や体をよみがえらせる力が宿っている。だからわたしたちは、脳や体を末永く元気に動かし続けていくためにも、食べる機能、飲み込む機能を衰えさせないようにしていかなくてはならないのです。

「当たり前のこと」を当たり前にできることがいちばん大事

先にも述べたように、のどは「**嚥下**」「**呼吸**」「**発声**」という**人間の生命維持に欠かせない機能が集中**している器官です。

ただ、これほど重要な器官であるのにも関わらず、普段から「のどの健康管理」に気をつけている人は、それほど多くないような気がします。

おそらく、「**飲み込む**」「**息を吸う**」「**声を出す**」といった行為が「日常、あまりにも当たり前に行なわれている無意識の行為」のため、〝のどの健康に気をつけなきゃ〟という意識が芽生えづらいのかもしれません。

もっとも、だからこそ怖いのです。

嚥下をはじめとしたのどの機能は、〝食事も呼吸もいつも通りだし、別になんともないから大丈夫〟と思って油断していると、気がつかないうちにじわじわと衰えていってしまいます。しかも、歳をとって〝どうも調子がヘンだな〟〝のどの機能が落ちてきたのかな〟と自覚し始めたときには、すでにかなり機能が低下してしまっていることが少なくありません。

ですから、若いうちから意識的にのどのコンディションに注意を払って、衰えを防いでいくようにしなくてはなりません。たとえ、〝なんともない〟と思っていたとしても、「飲み込む」「息を吸う」「声を出す」といった機能を衰えさせないように注意を払っていかなくてはならないのです。

私は、**「当たり前のことを当たり前にできることがいちばん大切なんだ」**という意識を持って、早いうちからのどのケアやトレーニングを行っていく姿勢が必要だと思います。

人間は誰でも歳をとるし、歳をとれば衰えもします。いまの時点では当たり前にできることも、歳をとれば、いつかは力が衰えてできなくなってくる日が来ます。残念ながら、老化の流れには逆らえません。

しかし、老化の流れは止められなくても、**遅らせることは可能です**。早いうちから当たり前のことを当たり前にできるようにしっかりトレーニングを積んでいけば、その機能を長持ちさせて、老化を遅らせることができます。

すなわち、普段からのどのケアやトレーニングを行っていけば、**「嚥下」「呼吸」「発声」**などの当たり前の機能を衰えさせずに長持ちさせて、将来、困らないようにシフトしていくことができるわけです。

私は、そういうふうに早いうちから「当たり前の機能のキープ」に力を入れていく姿勢が、寿命を延ばすことにつながっていくのだと考えています。

ですからみなさん、〝いまはなんともない〟からといって何もせずにいてはいけません。ぜひ、普段からのどの健康管理に力を入れて、当たり前の機能をいつまでも衰えさせないようにしていきましょう。そして、老化の流れを遅くして、健康寿命を延ばしていくようにしましょう。

私が嚥下障害を専門分野のひとつに決めた「ある理由」

ここでちょっと、私がどうして「嚥下の問題」に関心を持ち、どうして「飲み込み力をつける必要性」を多くの人に広めようと思うに至ったかについて述べておくことにしましょう。

私は、医者としてまだ駆け出しの頃、大学病院の耳鼻咽喉科・頭頸部《とうけいぶ》外科と救命救急センターに病棟医として勤務していました。

大学病院では頭頸部がんなどの病気で入院されている患者さんも多く、そうした方々に対する大きな手術が昼夜を問わず毎日のように行われています。また、救命救急センターでは、事故で重傷を負った方や急に体に不調を訴えたお年寄りなど、たいへん多くの患者さんが運ばれてきました。

がんなどの治療では、手術をするのに時として十数時間かかることがあります。執刀する医師は、その間じゅう、持てる技術と体力をすべて注ぎ込んで、なんとか手術を成功させようとするわけです。たいへんな労力をかけているわけですから、「手術成功!」となれば、患者さんやそのご家族のみならず、医師やスタッフもみんなホッとした思いになります。

大手術を終えた患者さんは、手術室から病棟に移り、体が回復するまで静養することになるわけですが、こうした患者さん方の術後管理を行うのが病棟医としての私の仕事でした。

ところが、その当時は、手術後1週間ぐらい経ったあたりから**肺炎を発症して急に亡くなってしまう患者さんがおられました。**

決して、手術が失敗だったわけでも病気がぶり返したわけでもありません。また、術後のケアや管理が悪かったわけでもありません。では、亡くなった理由はいったい何なのか。せっかく、困難きわまる大手術をくぐり抜けて生還を果たしたというのに、いったいどうして亡くなってしまったのか。

じつは、**その原因が誤嚥性肺炎なのです。**

手術後の患者さんはどうしても体力や免疫力が落ちています。このため、自分の唾液を誤嚥し、そこから肺炎を起こして亡くなる方がおられたのです。

私はこうした状況に、**ある種のむなしさを感じました。**〝あんな大手術の末、ぎりぎりのところで命をつないだというのに、自分の唾液を誤嚥しただけでこんなことになってしまうなんて……これじゃ、患者さんの頑張りも、医療者の努力もむくわれないじゃないか〟といった思いをふくらませることもありました。

しかも、その当時は、誤嚥や誤嚥性肺炎の問題には、現在ほど光が当てられていなかったのです。〝体力が落ちて誤嚥性肺炎を起こしてしまったら、もう……〟という医療サイドの**無力感を覚えると同時に、悔しく、歯がゆい思い**を抱いていました。

そこで人助けをモットーとしてきた私は、こうした問題をなんとかしようという思いから、**嚥下障害を専門のひとつとすることに決め、この分野についての勉強をスタートさせたのです。**

私が病棟医をやっていたころと比べれば、いまは医療従事者の嚥下に対する意識は**飛躍的に高まっています。**手術後の誤嚥防止のためのケアにも細心の注意が払われていますし、患者さんに対する誤嚥性肺炎減少のための口腔ケアや嚥下指導なども一般的に行われるようになってきました。

でも、私に言わせれば、**これからの日本にはもっともっと必要になるはずです。**

医療従事者にはもっと「飲み込み力」に対する問題意識を高めてほしいと思いますし、一般の方々にも「飲み込み力」の大切さをもっと知ってほしいと思っています。

ここまで述べてきたとおり、私は、**飲み込み力をつけることは、その人の生きる力**

を高めることにつながると考えています。

きっと、多くの人が飲み込み力に対して高い意識を持って、早いうちから飲み込み力トレーニングに取り組むようになれば、多くの人の生きる力が高まっていくことになるのではないでしょうか。

そうすれば、これまでよりも体が衰えにくくなるかもしれませんし、これまでより長生きする人が多くなってくるかもしれません。それに、病院で大きな手術を受けた後などに「助かったはずの命」を誤嚥で失うようなことも減らせるかもしれません。

そしていつか、みんなが飲み込み力の大切さに目覚め、みんなが飲み込み力を鍛えて、みんなが頼もしく生きる力をつけていくようになる——。そういう日が来るのが私の願いなのです。

「飲み込み力」をつけて食べて、生きて、いつまでも幸せな人生を送ろう

さて――。

ここまで、飲み込む力を衰えさせないことがいかに大切かをさまざまな角度から述べてきました。

この本の「はじめに」のところで、私は「飲み込む力こそは、健康長寿を実現するためにもっとも衰えさせてはいけない機能だ」と申し上げました。ここまでお読みいただいたみなさんは、おそらくそのことを十分にご理解いただけたのではないでしょうか。

先にも述べたように、わたしたち人間は食べなければ生きていくことができませ

ん。「食べること」はわたしたちに生きる力をもたらし、「食べる喜び」はわたしたちに幸せをもたらしてくれます。

そう。**人間は「食べる力」を失わないことがいちばん大事なのです。**

そして、その「食べる力」を失わないためには、「飲み込む力」を維持し続けていかなくてはなりません。

さらに、「飲み込む力」を維持し続けていくには、普段からケアやトレーニングを行って「のどの健康」をしっかりとキープしていかなくてはなりません。

こう考えていくと、わたしたちが人生を幸せに生きられるかどうかのカギは、**「のどの健康」**にかかっているのかもしれませんね。

「人生の幸せは『のど』にかかっている」なんて言うと、他人からヘンな顔をされることもあるかもしれませんが、私は決して冗談ではなくそう思っています。

だって、のどの健康は、わたしたちが健康で長生きできるかどうかの大きな決め手となるわけですし、わたしたちが高齢になってからのＱＯＬ（クオリティ・オブ・ライフ：人生の質）を左右する決め手にもなります。

わたしたちが人生の最終コーナーを幸せに生きられるかどうかは、のどの健康、すなわち、食べられるかどうか、飲み込めるかどうかにかかっているのです。

きっと、のどの健康の大切さに気づいて早くから飲み込み力をつけた人と、のどの健康にまったく構わずに飲み込み力を衰えさせてしまった人とでは、人生に非常に大きな差がつくことでしょう。

片や、90歳、１００歳まで健康に長生きして、いつまでもおいしいものを食べて幸せな人生を送る――。

片や、早くも70代くらいで食べられなくなって、病院や介護施設などで失意の人生を送る――。

そんな歴然とした差がついてしまうかもしれません。

決して脅かすわけではありませんが、それくらい大きな差がついたとしてもおかしくありません。**わたしたちの「のど」には、人の人生を大きく左右する力が宿っているのです。**

ですからみなさん、これから先、充実した幸せな人生を送っていくためにも、のどの健康を大切にしてください。

しっかりした飲み込み力をつけることは、老後の人生を幸せにするための「自分への投資」のようなもの。若いうちから地道にコツコツと投資して〝財〟を築いておけば、それだけ老後の人生をラクに幸せに生きられるのです。

これは言わば、**「食べる力」「生きる力」を貯めていくようなもの。**ぜひみなさん、未来の自分のために、いまのうちから大きな力を貯めていくようにしてください。70歳、80歳になってからでも「のどの筋肉」は鍛えられるのですから。

しっかりした飲み込み力がついていれば、たとえ90歳、１００歳になっても、おいしいものをおいしく食べ続けていくことができるはずです。寿命が訪れるその日まで、元気に食べられる自分、元気に生きられる自分を維持していくようにしましょう。

さあ、みなさん、健康長寿の実現は飲み込み力がカギなのです。

飲み込み力を鍛えて、食べる力、生きる力をつけていきましょう。

長く食べ、
長く生きて、
自分の力で幸せな人生を築いていこうではありませんか。

おわりに

最近は、テレビ番組でも「肺炎」特集をよく見かけます。

私が嚥下医療の勉強を始めたころと比べると、世間の関心も高く、隔世の感があります。それだけ、肺炎が社会問題化しているということなのでしょう。


その分、ちまたには、さまざまな予防医学が出回っています。

口腔ケア、パタカ発声、アイスマッサージ等々。なじみがない人には呪文のようです。いずれもそれなりに必要な治療で、研究データや科学的根拠もあります。

ただ、なかには、どんな患者さんであろうと、「嚥下治療にはコレ」とばかりに、いつも決まりきった同じ治療を行うところもあるそうです。

私は日々、患者さんに接しながら、

「本当にこの患者さんにはこの治療法でいいのだろうか？　もっとも有効な方法を選べているだろうか？」

と、自問自答を繰り返しています。

その経験から言えば、肺炎・嚥下の治療に「これが正解」という唯一の道はありません。患者さんによって、原因も違えば、治療方法も何もかも違う、すべてがオーダーメイドだからです。

ですから私は、ここでひとつ言いたい。

医療に携わる者はみな、患者さんに適正な医療を行う義務があるはずだ、と。

「自分が患者だったら、どうしてほしいだろう」

「自分の親ならば、どう治療してほしいだろう」

そんな思いを常に抱きながら、患者さんに向き合ってほしいのです。

とくに、嚥下治療は長丁場になることも多いもの。ですから、患者さん本人はもちろん、ご家族にも少しでもポジティブな気持ちになってもらい、治療をきちんと継続できることこそが大切でしょう。

多くの医療者は、治療後に患者さんからいただく感謝のお言葉を、なによりの生きがいにしているのですから、きっとやれるはずです。


すこしお説教くさくなってしまいましたが、読者のみなさんにおかれましては、「のど」を健康に保って、ただただ元気に、健やかにすごしてほしいと願っています。

ここまで読んできたなら、もうごぞんじですね。

口から食べられること、体が健康であること、心が元気であること、これらはすべてつながっています。

そして、その健康の〝番人〟こそが「のど」だということを。


本書でご紹介した「のどの体操」は、たった3〜5分から、誰でも始められます。

それだけで、のどがグッともち上がり、さらには10年後もピンピン元気でいられる可能性までグッと上がるのです。考えようによっては、とても効率のいい投資ではありませんか。

さあみなさん、人生を最後まで楽しむために、いつまでも健康な心と体を手に入れるために、一緒に「のど」を動かしていきましょう！

そして、最後になりましたが、いつも楽しくお話をさせてもらっている患者さんたち、とても心強く頼もしいクリニックのスタッフ一同、いつも支えてくれる私の家族。毎日気持ちよく医療という仕事に従事できているのは、みなさんのおかげです。そんな方々に囲まれている私は最高に幸せ者です。この場をかりて、感謝の意をお伝えいたします。

西山耕一郎

文庫本化にあたり

ほんの2〜3年前まで、「誤嚥性肺炎」という言葉は日本人のほとんどに知られていませんでした。

〝肺炎は知っているけど、誤嚥ってなに？〟

〝老衰みたいなものだから肺炎は治せないんでしょう？〟

そのように感じていらっしゃる方が多かったのは事実です。

けれど、現在はどうでしょうか。

誤嚥性肺炎をテーマにした市民セミナーや講座はたくさんの受講生で大賑わいを見せていますし、全国どこの書店に行っても専門家が書いた「誤嚥性肺炎を防ぐ本」が何冊も陳列されています。

テレビ番組の健康特集でも、当たり前のように誤嚥性肺炎やのどの健康法が取り上げられています。一種のブームとも呼べるそれらの光景を見るにつけ、まだ実感がわかず、不思議なきもちになることがあります。

この文庫本のもとになった単行本『肺炎がいやなら、のどを鍛えなさい』では、それまで不可能と思われていた「肺炎の予防法」や「のどの筋トレの重要性」を一般書として初めてお伝えしました。

発売直後から非常に大きな反響をいただき、手前味噌ながら、現在のブームに至る端緒を開けたのではないかと感じています。

お読みいただいたみなさん、本当にありがとうございました。

それだけではありません。

医療の現場でも、誤嚥性肺炎の治療の流れは大きく変わりました。

じつは数年前まで、誤嚥性肺炎の主な原因は「唾液《だえき》の誤嚥」とされていました。そのため、対応策の主流だったのは「口腔《こうくう》ケア」と「胃《い》ろう」でした。

つまり、口の中をキレイにするか、胃にチューブをつないで禁食にするか、というわけです。


もちろん、耳鼻咽喉科をはじめ、臨床の現場では「食べ物の誤嚥」が主な原因ではないのか、咽頭《いんとう》（のど）と喉頭《こうとう》（のど仏）を中心とした対応策が必要ではないのか、と叫ばれていました。

実際に、「兵頭《ひょうどう》スコア」と呼ばれる科学的アプローチによって、患者さんの状態ごとに最適な食形態を選び、姿勢を調整して、胃ろうをつくることなく、誤嚥性肺炎を軽減させる治療が地道に、脈々と行われてきました。

（ちなみに兵頭スコアとは、私の尊敬する耳鼻咽喉科・頭頸部外科学の教授である兵頭政光先生が開発された「飲み込み力の客観的な評価法」のことです）

そのように嚥下医療に関わる方々が誠実な活動を続けてきた甲斐もあり、医師国家試験で「嚥下障害例」の試験問題が出題されるなど、正しい知識の普及が行われ始めています。

そして現在、誤嚥性肺炎についての主な対策は、本書でも紹介してきた「飲み込みトレーニング」「飲み込む時の姿勢」「嚥下食」「発声と呼吸訓練」などになってきています。

この分野に長年携わってきた人間として言わせてもらえば、これはとても画期的な出来事です。

この潮流が「最後まで口から食べたい」と切望している人を、ひとりでも多く救うことができるのではないかと、一人の医療者としてたいへん嬉しく感じています。

さて、飲み込み機能が落ちてしまう「嚥下障害」というのは難解な症例が多いものです。けれど、

- 耳鼻咽喉科以外の医師（内科医師／外科医師／リハビリ科医師 ほか）
- 看護師（摂食嚥下認定看護師）
- 言語聴覚士（ＳＴ）
- 栄養士
- 歯科医師
- 歯科衛生士
- 理学療法士（ＰＴ）
- 作業療法士（ＯＴ）
- ケアマネージャー

・介護士　……等々

たくさんのスタッフと連携しながら経口摂取（口から栄養を摂ること）につなげようと、私どもは日々邁進しています。

そうして、患者さんから感謝の言葉をいただけると、それがモチベーションになり、次の日も、また次の日も、診療に全力投球できているのです。

そんな私には好きな言葉があります。

「人のためにおせっかいを焼いて、感謝して、助け合ってきたのが日本人のアイデンティティーである」

本当にそのとおりだなと、いつも感じながら医療に向き合っています。

「稼ぎ3割、仕事7割」の精神で、一日の7割は仕事をして、それでみんなが元気になっていくのが快感なのです。

開業してしみじみ思うことですが、楽しく患者さんと、楽しくスタッフと、わくわくしながら、人の世の機微を感じながら仕事ができるのは最高に幸せです。今までご指導、ご協力いただいた皆様に謝意を表して、文庫版のあとがきに代えさせていただきます。

初夏の診療室にて　西山耕一郎

［著者］

西山耕一郎（にしやま・こういちろう）

1957年、福島県生まれ横浜育ち。北里大学医学部卒業。医学博士。

耳鼻咽喉科・頭頸部外科医師として北里大学病院や横浜日赤病院、国立横浜病院などで研鑽を積む。病棟医時代に「術後の誤嚥性肺炎の危険性」を経験したことをきっかけに、嚥下治療を専門分野にして、それらの人命を救おうと決意。30年間で約1万人の嚥下治療患者の診療を行う（耳鼻咽喉科・頭頸部外科としては約30万人を診療）。


現在、医療法人西山耳鼻咽喉科医院理事長（横浜市南区）。

東海大学医学部客員教授、藤田医科大学医学部客員教授。

2004年に先代から継承して横浜で開業、地域に根付いた診療を続ける。「嚥下障害を専門的に治療できる名医」として、遠方から受診に訪れる患者も多い。


また、複数の施設で嚥下外来と手術を行うかたわら、大学医学部や看護学校、言語聴覚士学校でも教鞭をとり、学会発表や講演会、医師向けのセミナーも行う。著書に『高齢者の嚥下障害診療メソッド』（中外医学社、2014年）など。

肺炎がいやなら、のどを鍛えなさい 文庫版

2019 年 9 月 2 日　第 1 刷発行

著　者　　西山耕一郎

発行者　　土井尚道
発行所　　株式会社 飛鳥新社
〒101-0003
東京都千代田区一ツ橋 2-4-3 光文恒産ビル
電話（営業）03-3263-7770（編集）03-3263-7773

編集協力　　高橋明
ブックデザイン　　小口翔平＋岩永香穂（tobufune）
イラスト　　中村知史
校　正　　円水社

印刷・製本　　中央精版印刷株式会社

ISBN 978-4-86410-711-2

編集担当　三宅隆史

※本書は２０１７年６月に小社より刊行された単行本を文庫化したものです。
掲載した情報は刊行時の最新データです。